U0233848

ESTUDO
DO
SISTEMA MÉDICO E DE SAÚDE
EM
MACAU DA CHINA

中国澳门
医疗卫生体系研究

袁海鸿　著

人民出版社

序 一

宋永华*

随着我国经济社会持续发展，人民生活水平不断提升，全民健康需求日益高涨。澳门作为粤港澳大湾区重要城市之一，经济快速发展，多元文化汇聚繁荣，历届特区政府致力于居民健康福祉，坚持"妥善医疗，预防优先"的卫生原则，形成了一套适合本地情况的健康保障制度体系，尤其是构建了政府主导、社会参与、全民共建的完善的基层医疗卫生服务网络，居民健康指标不断提升。对澳门特区医疗卫生体系，包括其组织与治理模式、医疗卫生资源和服务情况、医疗卫生支付和保障机制等进行系统深入的研究和评估，有助于全面总结澳门特区医疗卫生发展的特点和经验，为内地医疗卫生改革发展提供有益借鉴。

同时，澳门自回归以来，经济社会迅速发展，人口持续增长，人均寿命不断提高，疾病谱日益复杂，对澳门现有的医疗卫生体系产生了越来越大的挑战。这既是澳门面临的问题，一定程度上也是内地乃至全球面临的共性问题。通过对澳门未来医疗卫生需求和发展策略进行研究，有助于探索应对健康需求总量增加、结构变化以及重大疾病和公共卫生等诸多重大挑战，有助于探索区域一体、高效治理、公平与效率兼顾的有益路径，积极助力健康中国建设。

---

* 宋永华，澳门大学校长，欧洲科学院院士（外籍），英国皇家工程院院士。

1

　　总之，这本书为我们深入了解澳门特区医疗卫生体系，思考如何推进中国卫生健康事业高质量发展，提供了很好的素材和思路。

2022 年 8 月

序 二

姚 岚[*]

澳门特别行政区政府一直致力改善居民健康，过去 20 年，特区政府实施一系列改革，建立一个稳健的医疗系统，为居民提供优质的医疗服务，成效显著，令广大居民受惠，其成就广受认可。2019 年，本澳居民出生时平均预期寿命为 83.8 岁，分别较十年前增加 1.6 岁、较回归时增加 5.9 岁，婴儿和孕产妇死亡率长期处于极低水平，多项健康指标皆位于世界前列，反映卫生政策的行之有效。

澳门医疗卫生的成功，关键是政府为了改善居民健康，在政策和财政上均给予强而有力的支撑，同时建立了相对完善的医疗卫生保健制度和体系，遵循了医疗卫生事业的发展规律。特区政府秉持"妥善医疗，预防优先"的施政理念，政策重点一方面是以基层医疗为重心，善用社区医疗资源，重视疾病预防和健康促进，践行"预防优先"，采取多项措施，动员全社会力量，努力提高居民的健康素养。另一方面是提升专科医疗水平，有效运用政府、非牟利和私营医疗机构的资源，改善医疗服务，实现"妥善医疗"。近年，澳门成立了澳门医学专科学院，加快修订医疗人员专业资格和执业注册制度。政府亦履行承诺，与大湾区其他城市紧密合作，改善跨境养老、护理

---

[*] 姚岚，华中科技大学同济医学院医药卫生管理学院院长，教授，博导。曾任澳门特别行政区卫生局顾问。主要研究领域：卫生经济、卫生政策、医疗保障、基层卫生。

及医疗服务等方面的协调工作，为居民提供更多选择。

本书作者通过对澳门特区医疗卫生体系的深入研究，以国际化开放的视野客观评价澳门卫生发展成就，特别是回归祖国以来取得的显著进步，同时对澳门卫生体系的未来给出诸多有价值的建议。世界各地的医疗系统正采取不同措施，应对人口老龄化及非传染病患病率上升的问题。医疗服务的提供模式正经历重组革新，从传统的分层分类服务向一体化、有序服务转变，澳门未来的医疗系统应当继续坚持以基层医疗为基础，并配合长远发展策略，改革医疗保障与财政支付体系，培养集聚更多医学人才，融合医疗体系中不同的服务范畴，以提供最佳的服务组合。

2022 年 8 月

目 录

ÍNDICE

前　言

中国澳门居民总体健康水平居世界前列，得益于其健全的初级卫生保健和社会保障体系。澳门回归祖国以来，特区政府高度重视居民健康，持续加强疾病预防控制与医疗卫生护理服务，卫生的公平、效率与可及性指标地区领先。

2020年10月，国家卫生健康委员会与澳门特别行政区政府社会文化司签署《关于开展优化医疗服务的合作备忘录》，提出通过"优化离岛医院医疗服务模式"研究及项目落地，推进澳门医疗卫生体系建设与健康产业发展。世界卫生组织（World Health Organization,WHO）关于卫生体系框架包含领导与治理、服务提供、筹资、卫生人力、信息、医学技术与药品六个方面，卫生体系研究通过比较分析卫生体系的组织、筹资、服务提供和功能，阐述卫生政策发展的制度框架、过程、内容和实施，评估卫生体系发展的成效，探讨面临的挑战与机遇，为卫生政策制定者和研究者提供信息与政策建议。当然，卫生体系研究也会受方法学、资料收集、信息来源与概念界定等因素影响。本书对澳门医疗卫生体系进行了系统研究，包括澳门医疗卫生体系的历史发展、组织与治理模式、卫生筹资、医疗卫生资源、医疗卫生服务提供、财政资源分配、医疗保障筹资，以及离岛医疗综合体规划等，以期全面展示和评价澳门医疗卫生体系的优势，探讨当前面临的问题和发展方向。同时，吸收借鉴其他国家与澳门医疗卫生体系发展的有益经验，提出了对内地医疗卫生体系构建的一些启示。

澳门特区医疗卫生体系未来发展，应当以"优化离岛医院医疗服务模式"

为契机，立足粤港澳大湾区建设总体布局，顺应人民健康需求和经济社会发展趋势，积极应对重大疾病、公共卫生、卫生筹资、卫生公平、服务效率与可持续发展的新挑战，培养高水平医疗技术人才，全面提升澳门专科与疑难重症诊治能力，推动医学科技创新，提升澳门整体医疗卫生服务能力，发展"医疗＋旅游"推动澳门产业适度多元化。

在本书写作过程中，华中科技大学同济医学院医药卫生管理学院姚岚教授、项莉教授所带领的专家团队在基础资料收集整理方面提供了帮助，对本书的体例结构设计给予了高水平建议，体现了卫生政策专业水平和卓越的学术素养。中国社会科学院数量经济研究所朱承亮老师对研究工作给予悉心指导。北京协和医院李君、司文洁、杨顺心、张旭、王子元、吴慧超、杨思琪的工作富有成效，获得了颇有价值的第一手资料，成为本书的重要支撑。他们还在数据整理、核对、分析，以及文字校对等方面给予了大量无私帮助。特别要感谢澳门特别行政区政府卫生局黄静波先生和有关同人，在他们热情而高效的协调帮助下，很多深入的调研工作得以开展，使得本书更具实践价值，并有机会及早与读者们见面。澳门是一个多元开放、文化交融的城市，具有独特医疗卫生服务体系，有关研究工作很有意义，也值得不断深入，不足之处敬请读者指正。

第一章　澳门医疗卫生体系历史背景

澳门陆地面积 32.9 平方千米，2019 年总人口为 67.96 万人，本地生产总值为 4455.3 亿澳门元，人均 GDP 达 8.2 万美元，排名世界第 7 位，亚洲第 1 位。特区实行"一国两制"，澳人治澳和高度自治，享有行政管理权、立法权、独立的司法权和终审权。澳门人口整体健康状况不断改善，人口期望寿命由 1990 年的 73.5 岁增加到 2019 年的 83.8 岁，婴儿死亡率由 1990 年的 8.4‰ 下降至 2019 年的 1.5‰。近年来，人口增长的同时，澳门人口的年龄结构也在发生变化，产生了"双重老龄化"效应。澳门恶性肿瘤死亡率不断上升，是居民的主要死因；高血压病已成为澳门居民的第二大死因。澳门十分重视各类传染病防控，发病率有效控制；自 2012 年新控烟法颁布以后，总体烟草使用率不断下降。

白马行医院是澳门历史上第一家医院，从 1569 年开办至 1975 年关闭，历时 400 余年，是迄今为止中国历时最长、历史最悠久的西医院。到 19 世纪中叶，澳门设有三家葡萄牙人建立的医院，分别为白马行医院、疯堂医院和军人医院（仁伯爵综合医院前身），1871 年创立第一所华人医院"镜湖医院"。为响应 WHO《阿拉木图宣言》中提出的"人人享有基本医疗保健"的目标，澳门政府在 1984 年的施政方针中决定建立一个综合性的医疗卫生系统。澳门回归祖国以来，澳门卫生局为应对传染病挑战，巩固和加强公共卫生防控措施，不断扩展和优化澳门医疗卫生服务及设施，提倡"妥善医疗，预防优先"的卫生理念。目前，仁伯爵综合医院是澳门唯一一家公立医院，镜湖医院与澳门科技大学医院是澳门规模较大的私立医院，提供住院、门诊、急诊、手术及各项专科治疗服务。澳门现共设有 9 家卫生中心及 2 家卫生站、703 家私立诊所，为居民提供全面的初级卫生保健服务，健全的卫生保健网络系统被 WHO 评为典范。

一、澳门医疗卫生体系概述

（一）地理和社会人口学概况

澳门（葡语 Macau、英语 Macao），简称"澳"，全称中华人民共和国澳门特别行政区，位于中国大陆东南沿海，地处珠江三角洲的西岸，北邻广东省珠海市，西与珠海市的湾仔和横琴对望，东与香港隔海相望，相距 60 千米，南临中国南海。由澳门半岛和氹仔、路环二岛组成，陆地面积 32.9 平方千米。

澳门地貌类型由低丘陵和平地组成，地势南高北低，全区最低点为南海海平面，海拔 0 米，最高点为路环岛塔石塘山，海拔 172.4 米。澳门三面环海，海岸线长达 50.4 千米，形成了众多海湾，加之纬度较低，具有热量丰富、水汽充足、高温多雨的气候特点，属亚热带海洋季风气候，年平均气温约 22.3℃，全年温差变化在 11℃—14℃。

1553 年葡萄牙人在澳门居住，1887 年葡萄牙迫使清朝政府签订《中葡会议草约》和《中葡和好通商条约》，正式通过外交文书的手续占领澳门并进行殖民统治。1999 年 12 月 20 日中国政府恢复对澳门行使主权。经历了 400 多年欧洲文化洗礼，澳门在东西方文明的碰撞融合之中逐渐成为一个风貌独特的城市，具有开放包容的特点。澳门的宗教充分体现中西文化交融的特征，除佛教、道教、儒教信仰为主体民间信仰之外，也有传入的天主教、基督教、伊斯兰教等；澳门全区人口中佛教信徒占 50%，天主教信徒占 15%，无宗教信仰者及其他教信徒占 35%。如今，澳门官方语言分别是汉语及葡萄牙语，日常用语为汉语粤方言（粤语）。汉族居民占全区总人口的 97%，葡萄牙籍及菲律宾籍居民占 3%。

根据 2019 年澳门统计暨普查局统计数据，澳门总人口为 67.96 万人，与过去 10 年相比，人口增长了 25.7%，人口密度为每平方千米 2.04 万人，是世界人口密度最高的地区之一。

人口增长的同时，澳门人口的年龄结构也在发生变化，0—14 岁人口比重的下降和 65 岁及以上人口比例的增加，产生了"双重老龄化"效应，近年人口负担系数由 2010 年的 24.7% 上升到 2019 年的 32.7%。人口出生率在 1990—2000 年急剧下降，2000 年以来在 9‰ 上下波动；人口死亡率在 3.2‰ 上下波动，2019 年为 3.4‰（见表 1-1）。根据 2014 年澳门统计暨普查局发布的《人口老化的趋势与挑战》，未来人口老龄化情况会进一步加剧，65 岁及以上人口比例将在 2031 年达 22.4%，极大可能成为超老龄社会，人口老龄化情况难以逆转。

表 1-1 澳门人口学、社会学指标

年份	1990	2000	2005	2010	2015	2017	2018	2019
总人口（万）	33.95	43.15	48.43	54.06	64.68	65.31	66.74	67.96
人口密度（千人 / 平方千米）	17.2	17.0	16.8	18.1	19.8	21.1	20.0	20.4
中国内地移民人口数（人）	1493	2919	3335	9056	8468	4206	3532	3757
0—14 岁人口（%）	24.6	22.9	16.1	12.4	11.9	12.7	16.2	16.6
15—64 岁人口（%）	68.8	70.0	76.6	70.2	80.1	76.8	70.8	69.9
65 岁及以上人口（%）	6.6	7.1	7.3	7.4	9.0	10.5	13.0	13.5
人口负担系数（%）	45.3	42.6	30.5	24.7	26.4	30.2	31.5	32.7
出生率（‰）	20.52	8.8	7.8	9.5	11.0	10.1	9.0	8.9
死亡率（‰）	4.42	3.1	3.4	3.3	3.1	3.3	3.1	3.4
总和生育率（‰）	—	—	0.91	1.06	1.14	1.02	0.92	0.90

数据来源：澳门统计暨普查局。

（二）经济概况

澳门经济规模不大，但外向度高，是中国两个国际贸易自由港之一，货物、资金、外汇、人员进出自由，也是全球低税率地区之一。澳门具有单独关税区地位，与国际经济联系密切，更与欧盟及葡语国家有着传统和特殊的关系，在区域性经济中占有独特地位。

2019 年澳门本地生产总值为 4455.3 亿澳门元，人均 GDP 达 8.2 万美元（见表 1–2），排名世界第 7 位，亚洲第 1 位。

回归以来，特区政府一直致力于改善就业状况，持续采取一系列的培训和鼓励就业措施，在近年经济快速增长的环境下，自 2013 年起失业率一直维持在 2% 以下的低水平。截至 2019 年年底，总体劳动参与率为 70.3%。

表 1–2　澳门宏观经济指标

年份	2009	2010	2011	2012	2013	2014	2015	2016	2017	2018	2019
本地生产总值（百万澳门元）	172363	225997	295438	345080	411739	438516	359708	360344	404839	446283	445530
人 均 GDP（按美元计）	40114	52600	67115	75813	86653	88290	70223	69788	77719	83728	81969
世界人均 GDP（按美元计）	8891	9621	10545	10648	10816	10977	10232	10286	10826	11366	11408
劳动力参与率（%）	72.3	72.0	72.5	72.4	72.7	73.8	73.7	72.3	70.8	70.9	70.3
失业率（%）	3.5	2.8	2.6	2.0	1.8	1.7	1.8	1.9	2.0	1.8	1.7

数据来源：澳门统计暨普查局，世界人均 GDP 数据来自世界银行。

澳门的产业结构以第二产业和第三产业为主。澳门产业结构统计数据显示，第二产业的比重由 2006 年的 15.3% 降至 2019 年的 4.3%，第三产业的比重由 2006 年的 84.7% 上升至 2019 年的 95.7%，其中博彩及博彩中介业的比重为 51%。

除给澳门带来最大直接税来源的博彩业，其他如酒店、餐饮、零售、旅游等行业，对推动澳门经济的发展相当重要。澳门利用其区位优势，把握中国加入世界贸易组织与新一轮改革开放的机遇，逐步发展成为珠江三角洲西部地区的服务中心，并与新加坡、日本、中国香港和台湾等地深入开展经贸交流与合作。

（三）政治和行政管理结构

1887 年，葡萄牙迫使清朝政府签订《中葡会议草约》和《中葡和好通商条约》，正式通过外交文书的手续占领澳门并进行管理。1999 年 12 月 20 日，中国政府恢复对澳门行使主权，澳门成为中华人民共和国的特别行政区，澳门特区的宪制性文件《澳门特别行政区基本法》（以下简称《基本法》）同时开始实施。

《基本法》不但规定澳门特区实行的制度，也明确了 1999 年后 50 年内的管治框架。澳门特区的制度和政策，包括社会制度，经济制度，保障居民的基本权利和自由的制度，行政管理、立法和司法方面的制度以及有关政策，均以《基本法》的规定为依据。

根据《基本法》的规定，特区实行"一国两制"，澳人治澳和高度自治。澳门特别行政区行政长官、主要官员、行政会委员、立法会议员、终审法院院长及检察长由澳门特别行政区永久性居民担任，其中部分职位由永久性居民中的中国公民担任。澳门特别行政区享有行政管理权、立法权、独立的司法权和终审权，以及全国人民代表大会及其常务委员会和中央人民政府授予的其他权力。

澳门特别行政区政府是澳门的行政机关。政府的首长是行政长官，立法会是澳门特区的立法机关。澳门特别行政区法院独立行使审判权，是特区的司法机关。澳门特别行政区检察院独立行使法律赋予的检察职能。

澳门特别行政区政府设司、局、厅、处。具体有：行政法务司、经济财政司、保安司、社会文化司①、运输工务司。廉政公署和审计署均独立工作，

---

① 2022 年 1 月 1 日起澳门特区政府成立了直属于社会文化司的药物监督管理局，负责研究、统筹、协调及落实澳门特区药物监督管理，尤其包括中药在内的药事活动、药物注册管理，以及药剂专业活动的政策，并推动制定和完善小型医疗器械的注册管理及依法进行审批。

对行政长官负责（见图1-1）。

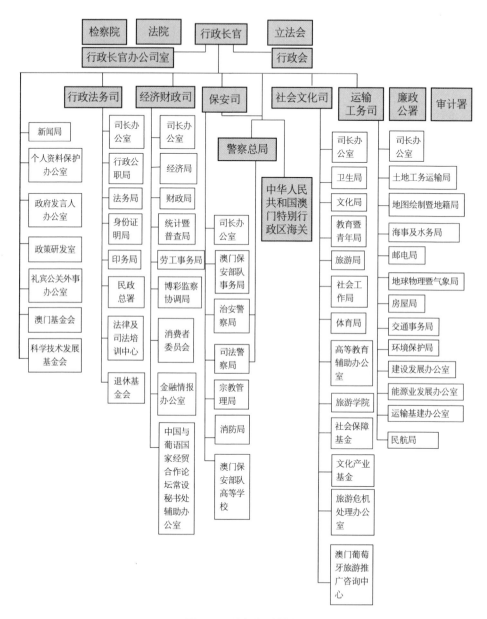

图1-1 澳门行政结构

（四）健康指标与健康影响因素

1. 健康指标

截至 2019 年年底，对照 1990 年澳门的健康指标，澳门人口整体健康状况有明显提升。人口期望寿命由 1990 年的 73.5 岁增加到 2019 年的 83.8 岁，其中男性期望寿命由 72.1 岁增加到 80.8 岁，女性期望寿命由 79.8 岁增加到 86.7 岁，高于中国内地 2019 年整体期望寿命水平（77.3 岁）。

死亡率自 1990 年不断下降，近年来一直稳定在 3.3‰ 左右。婴儿死亡率由 1990 年的 8.4‰ 下降至 2019 年的 1.5‰。其中构成婴儿死亡率的其他指标也在不断改善，如新生儿死亡率由 1990 年的 6.8‰ 下降到 2019 年的 1.2‰。2019 年新生儿死亡率占婴儿死亡率的 80%，新生儿死亡率的下降使得澳门此项指标远低于中国平均水平（2019 年 3.5‰）。此外，澳门孕产妇死亡率控制较好，除个别年份外，基本维持为 0，这与澳门一直以来对于母婴保健等方面的财政支持、政策引导及全面规划有关（见表 1–3）。

表 1–3　澳门健康指标

年份	1990	2000	2005	2010	2015	2016	2017	2018	2019
人口期望寿命（岁）	73.5	78.6	81.1	82.3	83.2	83.3	83.4	83.7	83.8
男性期望寿命（岁）	72.1	76.8	78.7	79.2	79.9	80.2	80.3	80.6	80.8
女性期望寿命（岁）	79.8	81.3	83.4	85.3	83.2	86.4	86.4	86.6	86.7
死亡率（‰）	4.4	3.1	3.4	3.3	3.1	3.3	3.3	3.1	3.4
婴儿死亡率（‰）	8.4	2.9	3.3	2.9	1.6	1.7	2.3	3.4	1.5
新生儿死亡率（‰）	6.8	2.1	2.2	2.5	1.1	1.1	2.0	2.5	1.2
孕产妇死亡率（/10 万）	—	—	0	0	0	14	0	33.8	0

数据来源：澳门统计暨普查局。

与其他国家和地区相比，澳门健康水平也处于较高水平。2016 年澳门男性和女性期望寿命明显高于欧洲发达国家。2016 年澳门新生儿死亡率仅约为葡萄牙的 50%（见表 1–4）。

表 1-4　2016 年澳门人均健康指标与代表性国家和地区比较

国家和地区	澳门	香港	新加坡	英国	德国	葡萄牙
人口期望寿命（岁）	83.3	—	83.0	81.2	81.3	81.0
男性期望寿命（岁）	80.2	81.3	80.7	76.2	78.1	78.6
女性期望寿命（岁）	86.4	87.3	85.1	83.0	84.3	83.5
死亡率（‰）	3.3	6.4	4.8	8.9	10.6	9.1
婴儿死亡率（‰）	1.7	1.6	2.4	3.8	3.4	3.2
新生儿死亡率（‰）	1.1	1.1	1.4	2.8	2.4	2.3

注：选定地区涵盖了与澳门经济发展水平和规模接近的"相似地区"（香港、新加坡），以及作为
　　世界主要发达国家的"典型地区"（英国、德国及与澳门联系密切的葡萄牙）。

数据来源：由以下资料选取或计算。澳门统计暨普查局：《医疗统计 2016》《统计年鉴 2016》；澳门
　　卫生局：《统计年刊 2016》《2016 香港统计年刊》、*Yearbook of Statistics Singapore, 2016*；
　　OECD 数据库；WHO 数据库。

　　澳门十大特定死因占死亡总数比例如表 1-5 所示。2014—2019 年十大
特定死因顺位前三位为恶性肿瘤、肺炎、高血压病或脑血管病、心脏病。其
中恶性肿瘤占死亡总数的比例居高不下，是澳门居民的主要死因，主要包括
支气管和肺恶性肿瘤、肝和肝内胆管恶性肿瘤、结肠恶性肿瘤、胃恶性肿
瘤。高血压病占死亡总数的比例由 2014 年的 7.8% 上升到 2019 年的 12.4%，
已成为第二大死因；心脏病占死亡总数的比例也有所上升。（见表 1-5）。

表 1-5　2014—2019 年十大特定死因占死亡总数比例

（单位：%）

死因	2014 年	2015 年	2016 年	2017 年	2018 年	2019 年
恶性肿瘤	36.2（1）	36.2（1）	36.3（1）	34.2（1）	39.5（1）	35.5（1）
肺炎	11.8（2）	12.6（2）	13.2（2）	14.9（2）	8.7（3）	9.1
高血压病	7.8（3）	7.8（4）	8.3（3）	8.3（4）	6.5	12.4（2）
心脏病	7.8（3）	9.7（3）	8.1（4）	9.4（3）	8.4	9.2（3）
脑血管病	7.0	7.1	6.9	5.9	9.2（2）	4.3
肾炎、肾病症候群及肾病变	2.5	2.9	3.2	2.4	2.7	3.6

续表

死因	2014 年	2015 年	2016 年	2017 年	2018 年	2019 年
蓄意自我伤害（自杀）	2.4	2.5	2.7	3.1	3.3	2.5
慢性下呼吸道疾病	3.9	2.5	2.3	3.3	2.9	3.4
糖尿病	3.9	2.5	1.9	2.2	3.9	2.9
意外	1.8	2.0	1.5	1.7	1.6	1.2

数据来源：澳门统计暨普查局。

注：（1）、（2）、（3）代表死因顺位第一位、第二位、第三位。

　　澳门恶性肿瘤死亡率不断上升，由 2008 年的 99.9 人 /10 万人口增长到 2019 年的 120.5 人 /10 万人口，这与国际疾病流行趋势一致。澳门高血压病和糖尿病的死亡率逐渐下降，澳门糖尿病死亡率由 2008 年的 15.9 人 /10 万人口降低到 2019 年的 9.8 人 /10 万人口，下降了 38.6%；高血压病死亡率由 2008 年的 32.4 人 /10 万人口降低到 2018 年的 20.3 人 /10 万人口，下降了 37.6%，但 2019 年出现较大回升。这两种慢性疾病的死亡率下降得益于澳门完善的初级保健系统（见图 1-2）。

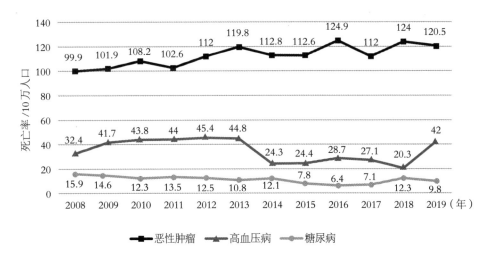

图 1-2　澳门恶性肿瘤、高血压病和糖尿病历年死亡率（每 10 万人口）

数据来源：澳门统计暨普查局。

注：死亡率以年中人口计算。

2. 健康影响因素

（1）吸烟

研究表明吸烟对心血管疾病来说是一个确切的危险因素，一般来说，在同样心血管危险分层条件下，吸烟人群发生心血管危险是不吸烟人群的 1.4 倍，吸烟严重者发生心血管危险是吸烟轻微者的 1.88 倍。澳门自 2012 年新控烟法颁布以后，总体烟草使用率不断下降。

（2）高血压病

根据 2013 年 WHO 发布的《高血压全球概要》，高血压是心血管疾病的另一个主要危险因素。每年全球大约有 1700 万人死于心血管疾病，约占总死亡人数的三分之一。在这些死于心血管疾病的人中，全球每年有 940 万人死于高血压并发症。高血压导致至少 45% 的心脏病死亡和 51% 的脑卒中死亡。此外，很多患高血压病的人也存在增加心脏病发作、脑卒中和肾衰竭等事件发生概率。2019 年澳门高血压病死因占比位于十大特定死因第二位。

（3）糖尿病

体重超标是糖尿病的葡萄糖耐受量减低的直接原因，常常与高甘油三酯症、高血压、低密度脂蛋白的升高和高密度脂蛋白的下降有关。有研究表明，患糖尿病的女性并发心血管疾病的危险是没有患糖尿病女性的三倍。2018 年澳门糖尿病死因占比为 3.9%。

（4）传染病

澳门近年来重大传染病控制较好，肺结核患者数量波动在 300—400 人 / 年，未出现大面积暴发。2019 年报告的肺结核患者数量为 320 人，发病率为 47.1/10 万人，低于中国肺结核发病率 60.5/10 万人。这与澳门加强结核病防治密不可分，结核病防治中心设于卫生局下，根据 WHO 倡导的医疗方案，向结核病患者提供专业和有效的治疗。

此外，近十年艾滋病新发患者数量整体控制较好，2018 年艾滋病病毒感染个案新增 37 例，2019 年有所回升，报告个案 66 例，截至 2019 年年底共有 743 例个案，其中男性感染者占 56.9%；按感染途径统计，通过异性性接触感染的占 28.6%。澳门疾病预防控制中心下辖的特别预防服务小组负责提供：艾滋病病毒抗体测试（澳门居民免费）、艾滋病咨询（保密性）、辅导（服务包括设立艾滋热线：无来电显示）及转诊服务等工作。

二、澳门医疗卫生体系的历史发展

（一）卫生保健体系的历史发展

白马行医院是澳门历史上第一家医院。1569 年（明隆庆三年），由澳门主教卡内罗（D.Belchior Carneiro）在澳门伯多禄局长街创办，《澳门纪略》中则称"医人庙"，"凡夷人鳏寡茕独，有疾不能自疗者，许就庙医"。澳门白马行医院从 1569 年开办至 1975 年关闭，历时 400 余年，是迄今为止中国历时最长、历史最悠久的西医院。到 19 世纪中叶，澳门设有三家葡萄牙人建立的医院，分别为白马行医院、疯堂医院和军人医院。其后澳门华人社团自发进行各种社会救济活动，1868 年成立同善堂慈善会，1871 年创立第一所华人医院"镜湖医院"。

1. 澳门回归前医疗体系的历史发展

仁伯爵综合医院前身是一家军人医院，1874 年 1 月 6 日落成，医院是参照比利时一家著名医院的模式设计，共设有病床 100 张，包括 60 张普通病床以及为囚犯及军官而设的独立病房。1937 年，为纪念医院的创建人——圣若宪伯爵（São Januário），医院改名为仁伯爵综合医院。

1953 年 6 月 10 日新医院第一期落成启用，第二期于 1958 年完成。新医院外貌彻底改变，设施焕然一新，极具现代规模。1979 年澳门政府通过法令设立澳门卫生司以取代卫生救济厅，澳门卫生系统正式进入现代化架构。

进入 20 世纪 80 年代，澳门的社会、人口及经济快速发展，居民对医疗设施及设备的需求不断增加，为响应 WHO《阿拉木图宣言》中提出的"人人享有基本医疗保健"的目标，澳门政府在 1984 年的施政方针中决定建立一个综合性的医疗卫生系统，由仁伯爵综合医院与初级卫生保健统一合并组成新的卫生体系，并决定再次重建医院，开始设立卫生中心及卫生站。与此同时，为配合当时社会发展，澳门政府于 1985 年设立公共卫生化验所[①]，1988 年设立捐血中心，进一步扩大卫生职能范围。

进入 20 世纪 90 年代，卫生部门的发展不断完善和扩大。仁伯爵综合医院于 1989 年 11 月启用第一期内外科大楼和门诊大楼，随后第二期妇儿科大楼及行政大楼也相继落成，通过科室的重新规划大大改善了医院环境及诊疗系统。到 1993 年，仁伯爵综合医院已成为拥有四座主体大楼，400 多张病床的现代化医院，设有 17 个部门及 32 个科室，配备了现代化的医疗设备，完善了应诊能力和运作模式。1990 年澳门新修订法律指出，初级卫生保健和专科医疗卫生服务分别由卫生服务委员会和仁伯爵综合医院提供。继后颁布的第 29/92/M 号法令加强了当时新设立的卫生司对公共卫生保健服务的管理。特区政府不断推进初级卫生保健体系的发展，陆续兴建了卫生中心和卫生站，让居民可在居所附近便享有由卫生中心提供的妇女保健、儿童保健、成人保健、疫苗接种、疾病预防等服务。至此，澳门卫生服务体系初步形成。

2. 澳门回归后医疗体系的新发展

1999 年澳门特别行政区成立，澳门卫生司改名为卫生局，由仁伯爵综合医院、捐血中心、公共卫生化验所、药物事务厅及各区卫生中心等部门组成。其后，又根据社会和卫生发展的需要，分别增设疾病预防控制中心与预防及控制吸烟办公室等新部门，不断优化及完善医疗卫生服务，以保障居民及旅客的健康。

进入 21 世纪，澳门卫生局为应对传染病挑战，巩固和加强公共卫生防控措施，不断扩展和优化澳门医疗卫生服务及设施，提倡"妥善医疗，预防优先"的卫生理念。在专科卫生保健方面，分别于 2005 年启用氹仔精神科

---

① 中华人民共和国澳门特别行政区卫生局一般卫生护理副体系下的一个厅级单位，成立于 1985 年。对卫生局下属各单位及澳门其他部门提供化验方面的服务，进行公共卫生方面的研究工作，对环境卫生及传染病进行监察。

大楼，2009 年及 2010 年扩建血液透析室、腹膜透析室和日间医院，2011 年设立仁伯爵综合医院离岛急诊站，2012 年设立氹仔小区综合病区，2013 年启用仁伯爵综合医院新的急诊大楼。另外，路环公共卫生临床中心于 2016年落成，是澳门重要的医疗卫生应急设施。

在不断进步和发展之下，仁伯爵综合医院现有 27 个专科，提供 73 项专科门诊服务，为居民提供住院、门诊、急诊、手术及各项专科治疗服务，其服务水平于 2012 年及 2016 年获得澳大利亚健康服务标准委员会①（ACHS）评审认可。

在初级卫生保健方面，2006 年新黑沙环卫生中心投入使用，2012 年搬迁及扩充氹仔老人保健站，2013 年设立路环石排湾临时卫生站，2015 年湖畔嘉模卫生中心投入使用，2016 年路环卫生站完成扩建，2018 年青洲卫生中心投入使用，2022 年 6 月石排湾卫生中心建成使用。同时开设老人保健门诊、长者保健区、药物咨询服务、健康教育、医务社工支持，并在部分卫生中心增设中医针灸、戒烟咨询门诊及心理保健门诊等，持续完善初级卫生保健服务。澳门现设有 9 家卫生中心及 2 家卫生站，为居民提供全面的初级卫生保健服务，此保健网络系统被 WHO 评定为典范。继 2014 年共有 6 间卫生中心取得 ACHS 认证后（注：当时只有 6 间卫生中心），2017 年共有 7间卫生中心通过认证复审（注：其中 1 间新设卫生中心首次通过），表明服务水平达国际认可标准。

此外，卫生局还着力推进检验检疫、控烟执法、药品监督管理、中医药发展、医学培训等工作。截至 2019 年年底，卫生局共有 4660 名员工，其中医生有 678 人，护士有 1323 人。澳门卫生保健体系的形成经历了较长的发展过程，其间澳门经历了不同的社会制度，融合了不同的社会文化，因此卫生保健体系的形成具有特殊性（见表 1-6）。

---

① 澳大利亚健康服务标准委员会（Australian Council on Healthcare Standards, ACHS），由澳大利亚医学会、澳大利亚医院协会和各个专业学院共同成立的非营利独立机构，是澳大利亚主要的医院质量认证机构。

表 1-6　澳门卫生保健系统：历史背景与近期发展趋势

1871 年	澳门第一家致力于满足中国人需要的医院——镜湖医院建立。初期，镜湖医院配备的都是精通中医的医生，后来，逐步增加了西医服务
1874 年	一所新的拥有 100 个床位的军人医院落成启用。1937 年命名为仁伯爵综合医院
1984 年	引入初级卫生保健概念。到 1984 年，根据新法律的规定，通过立法议案的形式，创建并正式确定一种新的统一的卫生保健制度，从而开始向 2000 年卫生保健制度过渡，为大多数人提供免费卫生保健
1985 年	设立筷子基卫生中心、台山卫生站、塔石卫生中心、氹仔卫生中心、路环卫生站
1989 年	仁伯爵综合医院内外科大楼、门诊大楼启用 沙梨头卫生中心启用
1990 年	海傍卫生中心启用 风顺堂卫生中心启用
1991 年	台山卫生中心启用 塔石卫生中心搬迁
1992 年	黑沙环卫生中心启用
1997 年	澳门卫生保健制度所取得的进步和成绩得到了 WHO 西太平洋地区办事处的特别认可
1999 年	新的筷子基卫生中心启用
2005 年	氹仔精神科大楼启用
2006 年	新的黑沙环卫生中心启用
2010 年	仁伯爵综合医院急诊大楼动工兴建
2011 年	仁伯爵综合医院离岛急诊站启用
2012 年	扩充氹仔老人保健站、氹仔小区综合病区启用
2013 年	仁伯爵综合医院急诊大楼启用 路环石排湾临时卫生站启用
2015 年	湖畔嘉模卫生中心启用
2016 年	路环公共卫生临床中心启用 路环卫生站完成扩建
2018 年	青洲卫生中心启用
2019 年	启用九澳康复医院 离岛医疗综合体护理学院建设完工 离岛医疗综合体主体建造工程（综合医院、辅助设施大楼、综合服务行政大楼）动工
2022 年	石排湾卫生中心启用

3. 未来发展展望

为配合社会发展，澳门卫生局根据《完善医疗系统建设方案》十年规划，有序兴建离岛医疗综合体、公共卫生专科大楼、新卫生中心及九澳康复中心等各项医疗卫生设施，并将增加医疗人力资源，加强相关培训工作，完善内部运作，提升服务效能，促进澳门医疗卫生服务踏上新的台阶。

三、澳门医疗卫生体系研究进展

世界各国的医疗卫生体系研究，根据国家或地区的社会、经济、自然、文化等特征以及面临的医疗卫生服务问题而各有所侧重。医疗卫生体系研究关注的是医疗卫生体系的整体，而不是体系的某一部分，尤其关注医疗卫生体系的水平维度，人们已逐渐认识到一个国家或地区乃至全球整体的环境对人群健康和卫生事业发展具有的重要影响。

澳门公立医疗体系由政府全面主导，组织架构相对稳定，特别是基层卫生机构健全，分级诊疗科学合理，兼顾了卫生服务公平性与可及性。澳门的私立医疗服务部门作为与公立医疗机构并行的良好合作伙伴，发挥着极有力的竞争、合作和补充作用，缓解了澳门医疗卫生服务的供给压力。然而，澳门医疗服务价格体系和医师执业管理相对滞后，老龄化、疾病谱与转外就诊等因素，使医疗费用控制面临挑战。澳门医疗卫生体系目前已经遇到发展瓶颈，需要进行针对性的改革，以提高系统应对风险的能力，持续提高医疗体系的效率，积极促进澳门中医药与健康旅游产业发展。

（一）医疗卫生体系研究概述

医疗卫生体系研究属于交叉学科，综合运用经济学、社会学、人类学、政治学、公共卫生和流行病学等学科，研究医疗卫生体系的组织、治理、筹资、服务提供、效果评价与变革，以及卫生政策、健康相关因素与卫生体系之间相互影响。伦敦卫生与热带病医学院露西·吉尔森（Lucy Gilson）等提出卫生体系研究主要包括目标、要素与特点、多层面运行及要素之间的互相作用与关系等。

1. 医疗卫生体系的目标

医疗卫生体系的主要目标是改善人群健康状况。实现这一目标，不仅需要治疗和预防服务，还要推行健康干预和实现跨部门合作。

医疗卫生体系是社会体系的一部分，提供的价值远超过健康本身。医疗卫生体系的目标还包括：卫生筹资和资源配置的公平性、防范家庭灾难性卫生支出的发生、居民对健康期望的反应和对居民人格的尊重。其中，后两个目标更需要：道德守信，公民权利；利益相关者参与政策制定，明确医疗卫生服务提供中的责任及尊重公民隐私，保证卫生资源分配的公平性与可持续性。

2. 医疗卫生体系的要素

医疗卫生体系的要素包括三个方面：

一是服务人群和健康干预措施。包括：需要医疗服务的患者；有治疗预期的需求者；为卫生体系提供资金的筹资人；享有卫生保健权利的公民；追求和促进健康的人士。

二是卫生服务的功能。包括：服务提供、卫生人力、信息、医疗产品（疫苗、技术、药物等）、筹资、领导或治理。

三是卫生服务功能的整合。包括：一般的预防与治疗服务和特定健康问题的卫生服务；卫生服务提供的模式或渠道，包括不同水平的卫生机构、卫生服务产品的销售点（如药房或商店）和其他战略（如以社区为基础的卫生人员和行动）等；通过混合的服务提供——公立与私立、营利性与非营利性、专业与非专业、有偿行为与志愿行为等——建立多元化的医疗卫生服务体系。

3. 医疗卫生体系运行

医疗卫生体系的运行涉及宏观、中观和微观三个层面（见图1-3）。

宏观层面主要关注国家的医疗卫生体系，受到国内外环境的影响。在国

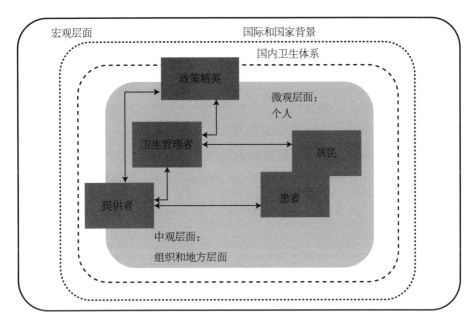

图 1-3 不同层面的医疗卫生体系

家层面上，医疗卫生体系可以发挥如下作用：平衡政策、战略、资源配置、卫生人员薪酬体系等要素，与医疗卫生体系总目标保持一致；在医疗卫生服务功能、提供和健康干预之间进行协调；制定政策和规章制度；与居民等医疗卫生体系参与者进行交流；与其他国家机构、**WHO** 等国际组织之间进行沟通。人们已逐渐认识到国际环境对人群健康和卫生事业发展具有重要影响，如国际贸易、国际援助以及全球经济、气候的变化，还包括多边或双边组织、全球公私合作计划等一些极具影响力的国际组织和参与者。

中观层面一般为地方或组织层面的医疗卫生体系，主要作用有：根据卫生服务提供和健康干预情况对卫生需求和环境作出反应；协调地方参与者；管理卫生服务、医疗活动和卫生人员；监管和培训卫生服务提供者；将国家政策、指导方针与各地实际相结合。

微观层面一般指医疗卫生体系中的个人，包括卫生服务提供者、患者、居民、管理者、政策制定者，以及他们之间的相互关系。此层面个人发挥如下作用：寻求医疗帮助，遵从治疗建议；开展卫生服务提供和健康干预活动；构建良好的医患关系，进行患者随访；医疗卫生体系代理人与居民建立广泛的联系；医疗卫生体系内的管理、决策和治理。

4. 医疗卫生体系各要素间的关系

医疗卫生体系不仅包含多种要素，而且要素之间、个人与体系之间存在着相互作用与关系，这不仅能够改善卫生服务提供，而且有助于医疗卫生体系产生更大的社会价值。单一要素并不能构成体系，若干要素的有机组合才能形成一个整体（见图1–4）。这是一种多重的相互关系，每一要素影响和决定着其他要素，又受其他要素的影响，这种交互影响将这些要素整合成一个体系。

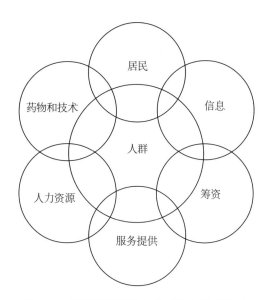

图1–4 医疗卫生体系各组成部分动态关系

然而，这种相互作用既受到医疗卫生体系中不同软硬件的影响，又影响卫生体系绩效。医疗卫生体系的硬件是指构成医疗卫生体系的组织、政策、法律和筹资框架，以及卫生服务需求；软件是指体系内的各种制度、标准、价值观和程序等。

医疗卫生体系中软硬件一般整合在一起，如筹资机制不仅影响医疗卫生体系的筹资水平，还揭示了医疗卫生体系的价值。此外，筹资机制还会影响国民关系、医患关系、医疗卫生服务利用的方式和水平以及卫生体系在遭遇危机或创造社会效益时能够寻求经济保护的程度。因此，系统思维（system thinking）更加专注于医疗卫生体系的性质及所产生的协同效应，并认识到整体效果要远远大于各个部分之和。

5. 医疗卫生体系的持续发展

如前所述，医疗卫生体系一般由结构要素（硬件）和社会要素（软件）构成。因此，为了发展医疗卫生体系，研究者需要考虑：能够产生绩效的医疗卫生体系结构性变化，如何影响医疗卫生体系代理人的行为与实践活动及如何确保预期政策的效果。这些变革行动一般不只是关注某一要素，如按绩效支付（pay for performance）解决的是卫生人力资源和卫生筹资问题。通过治理或信息要素，一些行动策略会引起整个医疗卫生体系变化。卫生体系中硬件和软件问题都可以在新的问责机制和监管评估机制中解决，同时，新的领导和治理方法更加关注医疗卫生体系的制度性和关联性，在解决软硬件问题方面也能发挥作用。

6. 医疗卫生体系研究的特点

医疗卫生体系研究不仅包括拥有政策影响力或位于体系上层，也包括患者、居民、卫生人员，以及来自卫生体系基层的管理者。他们在卫生政策与卫生体系方面积累了丰富的实践经验，有助于改进人群健康状况和实现更大的社会价值。同时，医疗卫生体系研究不仅可以在国家或地区之间开展，也可以在多个国家或地区之间开展。医疗卫生体系研究关注的是卫生体系这一整体，而不是卫生体系的某一部分，尤其关注卫生体系的水平维度（如规划、管理、组织功能）。尽管如此，医疗卫生体系研究仍会涉及一些特定卫生项目（即体系内的垂直要素）的研究，这些问题一般都有必要从系统层面研究，有助于更好地理解卫生政策与卫生体系发展的动力。医疗卫生体系研究是基于多学科视角，如大多数流行病学研究不属于卫生体系研究范畴，但那些阐明医疗卫生体系绩效或某段时间绩效变化的内容却与之有关；人类学中分析医疗卫生体系功能和绩效、参与者之间相互关系以及对其自身影响的研究也属于这种情况，它一般围绕特定的卫生规划，并不是和医疗卫生体系研究直接相关；政治学和社会学也可以为医疗卫生体系研究提供帮助；卫生经济学是医疗卫生体系研究的核心学科，更加关注卫生筹资和人力资源问题，并不只是对某一疾病治疗技术的成本效益进行分析。从根本上讲，医疗卫生体系研究致力于解决卫生政策和体系方面存在的问题，并提供一些政策见解。

（二）世界主要医疗卫生体系概述

1. 英国医疗卫生体系

英国是世界上最早实行全民免费医疗制度的国家。1946 年开始实施的英国国家卫生服务制度（National Health Service，NHS）是英国社会保障制度的重要支柱，该制度的核心思想是根据病人的需要而不是支付能力向每个英国居民提供免费医疗服务，由政府卫生行政部门和政府举办的公共医疗卫生机构负责组织医疗卫生服务的分配和提供，社会公平是英国国家卫生服务制度的重要原则。

英国医疗卫生服务的资金主要来源于四个方面。政府财政拨款，这是 NHS 最主要的资金来源，占卫生总费用的 80% 左右；英国社会医疗保险，约占卫生总费用的 10% 左右；患者个人自付部分，近年来为了控制医疗卫生费用的上涨，英国政府提高了个人自付部分的比例；私立医疗保险，约占英国医疗卫生经费来源的 3.5%，主要用来支付少量患者在私立医院治疗的费用。

英国公立医院管理体制改革按照由计划到市场推进程度的不同，可分为预算管理、自主化管理、公司化管理和私有化四种基本模式。英国对国家卫生服务体系进行了自其建立以来最为系统化的改革。改革的具体内容主要包括以下四个方面：建立内部市场，分离医疗服务的需求方和供给方；卫生服务领域引进市场机制；加强全科医生的作用；建立医院托拉斯。

医院托拉斯的建立是英国国家卫生服务制度改革中最为重要的部分，它将对医院的管理权从卫生行政管理部门中分离出来。这使卫生行政管理部门能够避免对医院的日常管理，集中精力关注居民的健康状况，同时也是地区卫生局能够代表居民与医院托拉斯签订购买合同的前提。医院托拉斯在英国国家卫生服务制度中作为独立的法人实体存在，仍属于公立部门，但不受地区卫生局的管理。医院托拉斯在管理决策上拥有较大的自主权，如财务、日常管理和人事自主权等。

英国医疗卫生体系的公平性与可及性较好，但效率较低，全民免费医疗制度使英国政府背上了沉重的财政负担，患者就医经济负担相对较轻，但近年来个人承担医疗费用比例上升较快。

2. 美国医疗卫生体系

美国的医疗卫生体系基础是以市场机制运行的私营医疗保险计划，并且依靠市场机制调整卫生服务价格及供求关系。在所有发达的工业化国家中，美国是唯一主要依赖私人部门筹集卫生经费、购买和提供卫生服务的国家。美国医院分为三种形式：非营利性医院、营利性医院和政府（联邦、州及地方政府）医院。与其他发达国家相比，美国医院明显以私有制为基础，公立医院仅占全国医院总数的28%，其余均为私立医院，但美国营利性医院的比例仅为15%。近年来，由于卫生经费缩减，美国医院的发展呈现出新的特点，医院兼并向集团化、规模化发展；营利性医院的比例在上升，非营利性医院采取出售或合并措施以求生存，数量在不断减少。

美国的医疗保障主要包括两大类，一是由政府承办的社会医疗保险，包括医疗照顾制度（Medicare）和医疗救助制度（Medicaid）；一是由私人或社会组织承办的商业医疗保险。医疗照顾是美国为了保证老年人的基本医疗需求，于1966年正式开始实施的住院保险方案和自愿性的补充医疗保险方案，其对象为65岁及以上的老人和部分65岁以下有资格领取养老年金的被保险人（如身患残疾2年以上的公民）。医疗救助是由美国政府承办的另一重要的社会医疗保险项目。由各州政府根据美国《安全法》的规定，依据自己的经济发展条件来制定医疗救助计划，为低收入人群、失业人群和残疾人群等提供程度不等、部分免费的医疗服务。医疗救助制度的基金来源于所得税，由联邦、州和市政府共同负担。除此之外，美国政府还向印第安人和阿拉斯加州的少数民族提供免费医疗保险。

美国医疗卫生体系公平性与效率均不佳，可及性仍有待提高，国家财政负担沉重，患者就医的经济负担也较重。

3.德国医疗卫生体系

德国是世界上最早建立社会保障制度的国家。德国一直坚持推行强制性的、以社会健康保险为主、辅之以商业保险的健康保险制度。德国医院按所有制不同，可分为三种类型，即公立医院、私立非营利性医院和私立营利性医院。公立医院由联邦和州政府以及承担某些公共事务的地方政府或组织举办，私立非营利性医院则一般由非政府组织或慈善组织负责运营。

德国卫生保障体制建立在国家社会健康保险（Statutory Health Insurance，SHI）原则的基础之上。所谓社会健康保险，即1883年德国政府在全国实行的一种强制性健康保险，规定年总收入在某一水平线之下的人群必须参加，而收入在此水平线之上的人群可以自由选择加入法定医疗保险或私人医疗保险。强制性的社会健康保险制度覆盖了德国91%的人口，加之商业保险的作用，德国整个健康保险制度为其99.8%的人口提供了医疗保障。SHI由许多疾病基金会（Sickness Funds）组成。在德国卫生保障系统内，疾病基金会是医疗卫生服务的购买者，提供者包括医院、全科医生和专科医生，其中医院主要负责住院服务。

2004年德国开始实施《法定医疗保险现代化法》，对医疗保险体系的主要支柱"法定医疗保险制度"进行大刀阔斧的革新，增强国民对医疗健康的"自我责任"：一方面鼓励投保人积极参与疾病预防和及早诊治计划，另一方面要求投保人个人承担部分医疗费用。改革还在医疗保险制度内引入市场竞争机制，增强透明度，提高医疗服务的效率和质量。

德国医疗卫生体系公平性好、可及性高，但效率一般，由于较成功地实行全民法定社会医疗保险，政府财政和居民的医疗卫生费用负担较为合理。

4. 新加坡医疗卫生体系

新加坡的卫生体制从英国沿袭而来。医疗卫生服务主要由国立医疗机构提供，费用从国家税收中支出，卫生服务基本上是免费的，或者只是象征性地收取一定费用。随着经济的快速增长，私立医疗机构所提供的服务逐渐增多。目前，20%的急诊住院服务和75%的初级卫生保健（包括一般门诊）服务都由私立机构提供。

20世纪80年代是新加坡卫生改革的重要时期。为避免像西方福利国家那样陷入医疗费用高涨的困境，新加坡改革了医疗卫生筹资制度，改变政府全包全揽的局面，增加个人对健康的责任。1983年，出台了国家卫生计划（National Health Plan，NHP），实行3M政策：保健储蓄、健保双全和保健基金。

保健储蓄（Medisave）是最大的、所有工作者必须参加的强制性储蓄。雇主和雇员各出一半，可以继承，以帮助个人储蓄和支付其本人和家属的住院费用。健保双全（Medisheild）是可以自愿参加的、基本的低费用的大病保险计划。健保双全以保健储蓄为基础，强调个人责任的同时，又发挥社会共济、风险分担的作用，保健储蓄和重病保险协同。健保双全计划具有报销起限和共保险的特点，鼓励人们负责地享用医疗服务，避免过度利用。保健基金（Mdeifund）是为了解决保健储蓄和健保双全政策未覆盖人群（如贫困人群）的卫生保健费用问题而建立的国家投资的保障网络。公立医院都有一个由政府任命的医院保健基金委员会，无力支付医疗费的穷人可以向保健基金委员会申请补助，由委员会审批和发放补助金。

新加坡医疗卫生体系公平性、可及性与效率均较好，政府财政的医疗卫生负担较轻，新加坡提倡个人对自身健康的责任，其医疗保障体系设计要求个人承担相当一部分比例。

（三）澳门医疗卫生体系研究

澳门是迄今为止少数几个被 WHO 认可的健康人口地区之一，其医疗卫生服务供给的基本框架是以税收为筹资来源的混合型医疗卫生服务体系，其中既包括隶属澳门特区政府卫生局的公立医疗机构，也包括非政府所属的私立医疗系统，在私立医疗系统中又包括非营利机构和营利机构。澳门医疗卫生体系结构清晰、功能全面，因此常常作为政府主导型医疗卫生体制的一个简化模型，内地学者对其卫生体系的发展演变和现状分析较多，近年来也有部分学者将澳门作为公私合营模式在医疗领域中典型应用开展研究。

1.澳门的医疗卫生服务体系

（1）澳门的公立医疗服务

澳门公立医疗网络以仁伯爵综合医院为中心，基层卫生中心和卫生站为支撑，为居民免费提供初级医疗、预防保健和护理服务，对特定人群提供免费的专科及住院服务。这些机构由特区政府卫生局直接组织和管理，营运开支由澳门特区政府以财政预算拨款支付，工作人员属公务员系统。其中，仁伯爵综合医院是澳门唯一的政府医院，主要提供急诊、专科门诊和住院服务。

（2）澳门的私立医疗服务

澳门的私立医疗服务部门作为与公立医疗机构并行的良好合作伙伴，发挥着极有力的竞争、合作和补充作用，极大地缓解了澳门医疗卫生服务的供给压力。澳门的私立医院主要包括镜湖医院慈善会下的镜湖医院和澳门科技大学基金会下的澳门科技大学医院。

镜湖医院是澳门规模最大的私立医院，由非政府组织设立，私有化但非营利运营。收入主要来源于医疗收入、各界捐款及政府资助，其中医疗收入占70%以上。现有各类病床755张，设有不同收费等级的病房，其中225张床位是镜湖医院慈善会及政府资助床位，收费低廉且对特定人群免费使用。门诊分为自费和免费两类。第一门诊部是收费门诊，市场化运作；第二门诊部为镜湖医院慈善会及政府资助，并设有政府委办的免费预防疫苗注射站。此外，镜湖医院的康宁中心和透析中心也由政府资助。康宁中心免费为晚期肿瘤患者提供善终服务，透析中心主要为终末期肾衰竭患者提供血液透析服务。澳门科技大学医院成立于 2006 年，其前身是澳门科技大学中医诊疗中心。医院除保留原有中医诊疗服务外，增加了西医诊疗，充分发挥中西医互补的优势。2007 年开放住院部。

私人诊所是澳门初级卫生保健服务的主要提供者。2019 年澳门有 703 家私立诊所，服务 317.31 万人次，占全部初级卫生保健服务人次的 77.2%。总体上，澳门公私合作的医疗卫生服务体系基本保证了澳门居民各类疾病的诊断和治疗，居民可以根据自身具体情况选择所需的医疗卫生服务。

2. 澳门的医疗保障体系

（1）医疗保障资金的筹集方式

澳门医疗保障资金的来源，可以分为来自公共的医疗保障资金和来自个人的医疗费用两类。来自公共的医疗保障资金，包括特区政府的医疗卫生支出以及来自团体如宗教团体、慈善团体、企事业主或个人的捐助。澳门特区政府的医疗卫生支出是澳门医疗保障资金中最主要的来源，通过每年特区政府的财政预算直接下拨。澳门商业医疗保险市场并不发达，主要是因为特区政府提供的全民免费或低收费的医疗服务致使澳门居民对商业医疗保险需求不足。但也有一些澳门居民，主要为当地土生葡萄牙人和高收入者，希望获得质量更好、效率更高的医疗服务，因此会选择购买商业医疗保险以满足其更高要求。同样，也有一些企业为了吸引人才，为员工购买商业医疗保险，以便企业员工能够享受到更好的医疗服务，商业医疗保险费并不是澳门医疗保障的主要筹资渠道。来自个人的医疗费用主要是商业医疗保险金和就医时的个人所负担的费用。

（2）政府医疗保障资金的偿付方式

澳门特区政府的医疗保障资金采用集体支付的方法，主要有三类渠道：一是对医疗机构的支付，包括公立医疗机构和私营医疗机构；二是对公立医疗机构下所属的医护人员的支付；三是对私人药房的支付。澳门的卫生中心和仁伯爵综合医院隶属于澳门卫生局，政府通过财政预算直接拨款。而对于私营医疗机构，如镜湖医院等，政府每年通过"买位"方式拨款以购买一系列的服务和设备的使用。澳门卫生系统的工作人员包括卫生中心和仁伯爵综合医院为政府员工，由特区政府通过财政预算下发工资。此外，由于澳门采用医药分开的管理模式，共有46家私人药房与政府签有协议，政府每年通过拨款的方式支付其与协议有关的开支。

（3）澳门医疗服务提供体系及运行方式

归纳起来，澳门的医疗服务供给体系大体是两类三层次的网络结构。两大类的第一类是由私人或社会组织提供的医疗服务，可分为非营利性和营利性两种，包括接受政府和各类团体资助的医疗单位，如镜湖医院、工人医疗所、同善堂医疗所等，也包括各类私人诊所和化验所。第二类是由澳门特区政府承办的医疗机构所提供的服务，包括卫生局及其属下的社区中心和仁伯爵综合医院。

三层次的第一层次是由卫生局属下的卫生中心提供的全民免费的初级卫生保健服务。第二层次是由仁伯爵综合医院以及私人医疗机构提供的门急诊服务。第三层次是由仁伯爵综合医院、镜湖医院以及2006年成立的澳门科技大学医院共同承担的专科及住院治疗。

3. 澳门的医疗卫生体系改革

澳门回归以来，医疗卫生服务体系一直处于改革之中，基本的趋势是引入政府购买服务与全面推进公私合作，优化医疗卫生资源配置，利用市场力量提高医疗卫生服务体系的效率。相关文献研究中王震等分析了澳门医改主要难题，宋燕、卞鹰分析了澳门回归20年公私合作伙伴关系发展状况。

（1）专科服务层面

澳门特区政府一直与私立医院保持密切的合作伙伴关系，购买镜湖医院、澳门科技大学医院的急诊、门诊和住院服务，分流仁伯爵综合医院的就诊需求；一些仁伯爵综合医院未能提供的服务，如 PET-CT 检查、善终（康宁）服务等，也会从私立医院购买。以镜湖医院为例，自1987年起，澳门特区政府每年以"买位"的方式资助镜湖医院，即政府买下一定数目的床位供享受免费待遇的患者使用，资助金额约占医院收入的20%。目前除了第二门诊部的门诊服务外，卫生局向镜湖医院购买的服务还包括病理解剖、血液透析、放射治疗、善终服务、心科介入手术、心外科手术和检验等。

（2）初级卫生保健服务领域

一方面，澳门特区政府与某些民间机构或慈善组织开设的非营利性诊所合作，购买特定类型的服务，目前有8个此类诊所参与其中，购买的服务包括老人和学生的初级卫生保健、中医药服务、学童牙沟封闭服务、子宫颈癌筛查服务和流感疫苗注射服务等；另一方面，澳门特区政府2009年启动了"医疗补贴计划"，通过每年向符合资格的居民发放现金券的方式，通常也被称为"医疗券"计划，可以用于支付西医、中医、牙医及治疗师等私人卫生机构提供的预防性及治疗性医疗服务，直接冲抵现金，但不可用于住院或购买医疗用品、器材、药品。医疗机构接受"医疗券"后，再向政府兑取现金。

4. 澳门医疗卫生体系的总体评价

刘仲贤、李展润、王震、徐伟、张天齐等学者分别对澳门特区的卫生筹资、医疗卫生服务、卫生改革、服务价格以及人口老龄化健康策略等方面进行了系统的研究。总的来看，澳门公立医疗体系由政府全面主导，管办支付一体，组织架构相对稳定；特别是基层卫生机构健全，分级诊疗卓有成效，卫生服务公平性和可及性高。同时，因地理环境和人口限制等因素，专科诊治能力相对薄弱，长期以来公立机构"大锅饭"的模式也带来竞争激励机制弱化，服务价格体系和医师执业管理相对滞后，因转外就诊等因素，使医疗费用控制面临一定挑战。澳门医疗卫生体系目前已经遇到发展瓶颈，需要进行针对性的改革，一是保证体系运作的可持续性，提高系统应对风险的能力；二是提高医疗体系的资源利用效率，尤其是公立医疗机构的效率；三是与澳门产业结构多元化趋势相适应，将医疗卫生发展与产业结构调整结合起来。

　　部分研究者建议，改革澳门医疗服务的筹资模式。当前医疗卫生筹资直接来自财政预算拨款。在财政状况良好的情况下，并无多大风险。但若考虑到澳门财政收入面临的不确定性，这一状况无疑将澳门财政推到了第一线，一旦遭遇大额支出风险或长期支付风险，缺少回旋余地。同时，为了提高澳门居民的健康风险意识，应逐步筹划建立澳门居民医疗保险制度。医疗保险基金可考虑三方筹资模式：一是政府按人头补贴，二是居民个人缴费，三是企业缴费。这样一来，政府对居民的医疗保障有了一个载体，保险基金在运作上也有更多的操作空间，增强应对风险能力。

　　将医疗服务业的发展纳入澳门整个产业结构调整、产业适度多元化的大框架中。澳门特区政府已经提出产业结构的适度多元化，以及打造世界旅游休闲中心的目标。这一方面需要有高水平的医疗卫生服务和保健服务，另一方面高水平的医疗卫生和保健服务本身也是旅游的目的之一。

　　但是，考虑到澳门地狭人少、发展高端医疗卫生服务缺乏规模经济和高端人才的现实，研究者提出可选择政策如下：以高端医疗卫生服务及保健服务的供给平台建设为载体，依托离岛医疗综合体，打造澳门医疗服务供给平台，以提供良好的设备和优越的医疗辅助服务，从而吸引外部医疗专家来提供服务。此外，可借助打造世界旅游休闲中心的机会，在旅游内容中增加医疗旅游、健康旅游的项目，作为高端医疗平台的重要需求端。发展特色医疗服务，特别是中医药服务，依托澳门中医药产业园建设，继续提升中医药服务的质量和规模，成为澳门特色医疗的重点。

第二章　澳门医疗卫生体系组织与治理

澳门医疗服务体系分一般卫生护理和专科卫生护理。一般卫生护理服务的机构主要为卫生中心、私人和综合诊所等；专科卫生护理服务机构包括仁伯爵综合医院一家公立医院和镜湖医院、澳门科技大学医院等私立医院。澳门卫生局由三个副体系组成，即一般卫生护理、专科卫生护理和支援及一般行政。一般卫生护理负责专业人员和设施注册以及预防性的、初级的和环境卫生服务，专科卫生护理负责提供专科门诊和住院诊疗服务，支援及一般行政负责财务和行政服务。随着澳门卫生保健体系的发展与完善，逐渐确立了类似英式"国家卫生服务"模式的系统。

澳门特区政府多年来通过医疗改革，优化医疗与行政服务，完善设施设备，拓展联系与合作，推进区域一体的卫生信息化，提升公共卫生应对能力，保障居民身心健康。此外，通过制定法律和发布行政法规等完善澳门卫生法律体系，保障澳门各项卫生工作的开展均有法可依。法律也对居民享有的健康权利、基本卫生服务及专科卫生服务的提供要求和范围等作出规定；《患者约章》明确患者拥有的权利、责任与义务。

一、澳门卫生体系的组织结构及职能

（一）澳门卫生局

澳门卫生局具有行政、财政及财产自治权，主要协调卫生领域内公共及私人医疗机构活动，受澳门特别行政区政府社会文化司监督。卫生局主要职能有：预防疾病、提供医疗护理及康复服务、制定和实施公共卫生政策、培训卫生专业人员、辅助并监督私人医疗机构、提供法医服务、监管医务人员和医务设施的注册工作，以及澳门药品的进口和使用等。

澳门医疗卫生体系按职能划分，又可以分为一般卫生护理[①]和专科卫生护理[②]，其中，提供一般卫生护理服务的机构主要为卫生中心、私人诊所等非医院的医疗卫生机构或单位，提供专科卫生护理服务的包括仁伯爵综合医院一家公立医院和镜湖医院、澳门科技大学医院等私立医院。

卫生局领导成员包括局长和三名副局长，每名副局长各自负责一项主要工作，即专科卫生护理、一般卫生护理和支援及一般行政。一般卫生护理负责专业人员和设施的登记，预防性的、初级的和环境卫生服务；专科卫生护理负责对那些需要专科医疗卫生服务的病人提供门诊和住院诊疗服务；支援及一般行政负责财务和行政服务。

此外，卫生局的许多委员会和各类小组协助局长和副局长对有关事宜作出决策和决定。行政管理委员会协助局长制定行政政策，并就此提出建议。学术委员会协助局长就医疗和公共卫生有关的学术问题作出决定和提出建议。培训委员会协助局长就工作人员的培训和开发问题作出决定和提出建议。研究暨策划室协助局长拟订研究和策略计划，并提出有关的建议。疾病预防控制中心协助局长开展预防和监测疾病，促进及保障居民健康（见图2-1）。

---

① "初级卫生保健"或"一般卫生护理"现称为"社区医疗卫生服务"，主要工作包括早期诊断和全面地治疗疾病、促进健康、预防疾病以及帮助病人康复等。

② "专科卫生护理"现称为"专科医疗卫生服务"，由仁伯爵综合医院以及镜湖医院、澳门科技大学医院提供的专科医疗服务，包括专科门诊、急诊、住院服务等。

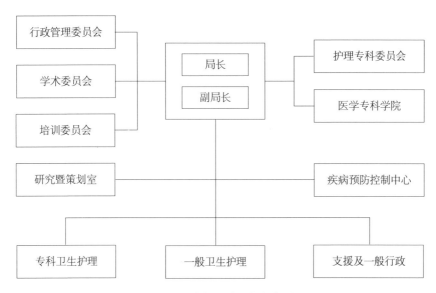

图 2-1　澳门卫生局组织架构

1. 一般卫生护理副体系

一般卫生护理副体系负责澳门地区一般公众的健康和环境卫生。它向个人提供初级和预防性卫生保健服务、健康促进、筛查血液供应、确保预防措施实施、防止疾病的流行。主要由四个厅级部门——社区医疗卫生厅、公共卫生化验所、中医服务发展厅、捐血中心和一个处级部门——预防及控制吸烟办公室组成，这五个部门直接向主管副局长报告，并向局长负责。此外，另有私人医务活动牌照技术委员会、中医技术委员会、社区医疗卫生委员会、健康检查委员会、健康覆检委员会等向副局长提供咨询并协助工作（见图 2-2）。

公共卫生化验所主要负责卫生检验以及开展公共卫生方面的研究。中医服务发展厅主要负责配合和规范中医发展策略，促进中医服务在社区的普及应用。捐血中心无偿收集、分析、筛查、分类、存储和分配血浆以及其他血液副产品，同时服务于公立和私立机构，以满足澳门居民的用血需要。预防及控制吸烟办公室主要负责开展预防及控制吸烟的一系列活动，并对预防及控制吸烟法例的遵守情况进行监察。

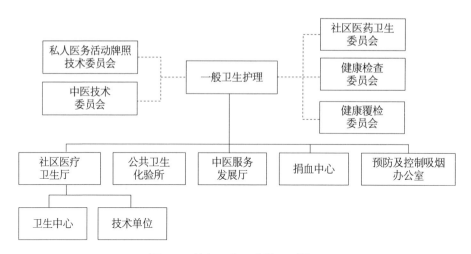

图 2-2　澳门一般卫生护理副体系

　　政府设立的卫生中心则负责个人保健和预防保健，目前澳门共有 9 个卫生中心、1 个卫生站、1 个老人保健站，分布在澳门半岛及两个离岛（见表 2-1）。澳门首家卫生中心——筷子基卫生中心于 1985 年 7 月启用，澳门的初级卫生保健网络系统开始建立，自 1993 年黑沙环卫生中心落成启用后，以卫生中心为单位的初级卫生保健网络系统已基本完成。卫生中心向本地居民提供内容广泛的卫生保健服务，服务范围从公共卫生到预防措施和个人的保健，主要卫生保健计划有：免疫接种、儿童保健、孕妇保健和成人保健等。

表 2-1　卫生中心、卫生站、老人保健站一览表

	卫生中心
1	黑沙环卫生中心
2	青州卫生中心
3	筷子基卫生中心
4	海傍卫生中心

	卫生中心
5	风顺堂（下环）卫生中心
6	塔石卫生中心
7	海洋花园卫生中心
8	湖畔嘉模卫生中心
9	石排湾卫生中心
10	路环卫生站
11	氹仔老人保健站

私人诊所是澳门初级卫生保健服务的主要提供者，也是澳门私立医疗机构的主要构成部分。2019年澳门有673家私立诊所（包括134家西医医务所、383家综合所、104家中医诊所、47家牙医诊所、5家治疗师诊所）。除了私立诊所，卫生局注册的中医生/中医师可在中药房内驻诊提供中医服务，澳门还有不少的医疗机构是由民间的社团、机构或宗教组织所设立的，其中较具规模的有：同善堂诊所、工人医疗所、街坊总会及坊众惠医疗所、协同诊所、清安医所、澳门归侨总会附设的医疗诊所等。澳门卫生局私人医务活动牌照科负责为私人医疗机构发放牌照、对其进行监管，并针对有关投诉开展调查。

2. 专科卫生护理副体系

当预防措施和初级保健服务无效时，病人通常转诊到一家提供专科医疗的医院——公立的仁伯爵综合医院或其他私立医院。在公立医疗系统中，仁伯爵综合医院由澳门卫生局局长直接领导，其中一位副局长兼任仁伯爵综合医院院长，负责监督和管理仁伯爵综合医院（见图2-3）。

仁伯爵综合医院（俗称山顶医院）是澳门唯一的政府医院，主要提供急诊、专科门诊和住院服务。该院原是一家军人医院，初期只为少数军人提供

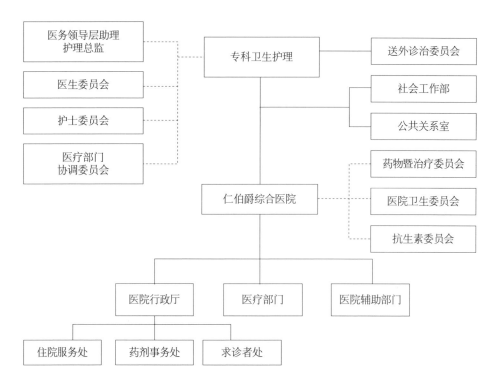

图 2-3　专科卫生护理副体系

服务，其后服务对象则主要为政府官员和在澳的葡籍人士，驻院医生大部分来自葡萄牙。澳门回归以后，政府医院的角色逐渐增强，服务对象扩展至澳门居民。由于近年澳门人口急速增加，对医疗服务需求增长迅速，自20世纪80年代中期，医院开始吸纳具备资格的本地华人医生，配合外地聘用的医护人员，为居民提供更全面的服务。

澳门私立医院包括2家综合医院（镜湖医院、澳门科技大学医院）和1家日间医院。镜湖医院是澳门规模最大的私立医院，隶属镜湖慈善会。按照政府资助计划，镜湖医院对有资格享受的病人提供免费初级和专科医疗卫生服务。澳门科技大学医院，隶属于澳门科技大学基金会，其前身为"澳门科技大学中医诊疗中心"，现澳门科技大学医院除保留原有中医诊疗服务外，增加了西医诊疗。

3. 支援及一般行政副体系

支援及一般行政副体系有四个部门：人力资源厅、财务管理厅、资讯科技厅以及设施设备厅。在卫生局局长领导下，主管支持和一般行政管理的副局长负责向局长和主管一般卫生护理和专科卫生护理的副局长提供行政支持（即人员、会计、财务和采购）。此外，副局长还负责监督财务和医疗记录自动化系统和设备的配置（见图 2-4）。

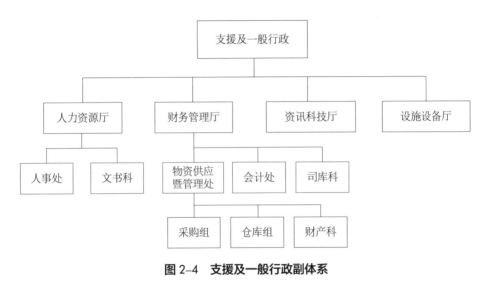

图 2-4　支援及一般行政副体系

二、澳门卫生体系的规划、规范和管理

（一）规划

随着澳门卫生保健体系的发展与完善，逐渐确立了类似英式"国家卫生服务"模式的系统。近年来澳门流动人口的持续增加、人口的自然增长、人均寿命的不断延长使得老龄化程度进一步加深，疾病谱和死因构成比的变化使得居民对健康越来越重视。

澳门卫生局根据居民健康状况和本地卫生发展实际，确立并坚持"妥善医疗，预防优先"。多年来持续通过医疗改革、优化医疗与行政服务、完善医疗设施设备、拓展对外联系与合作、加强法制建设、提升公共卫生应对能力等措施，致力于为居民提供更加完善的医疗卫生服务，以实现保障居民身心健康的目标。

1.完善卫生保健体系

初级卫生保健方面，澳门 6 家卫生中心于 2014 年 6 月通过澳大利亚健康服务标准委员会的认证评审。澳门初级卫生保健系统曾被 WHO 西太平洋专家高度赞誉并评为典范，而国家卫生健康委近年也持续派遣医务人士前往观摩和学习。回归后逐步关闭设于民居内的卫生中心，符合现代医疗标准、设备先进的筷子基卫生中心和新黑沙环卫生中心相继投入服务。不断改善一线医务人员的服务态度、增聘中医医生、药剂专业人员，减少病人等候时间，增设妇科扫描仪器，开展医务社工和心理咨询服务，手机短信提示复诊，设立戒烟咨询与护理咨询门诊，在卫生中心登记的本地居民超过九成。2013 年继续增设路环石排湾临时卫生站，为路环区居民提供更便捷的卫生保健服务。

专科卫生保健方面，仁伯爵综合医院努力发展新技术，不断提高临床诊治水平，不少专科都取得显著成绩。少数病例在技术及设备上仍需通过送外诊治委员会，转送外地进行诊治。仁伯爵综合医院相继与北京协和医院、阜外医院签订协议，在医生培训、紧急医疗救援、学术交流和联系、管理和人员聘请、转诊和远程医学等卫生领域开展合作。仁伯爵综合医院 2012 年在澳大利亚健康服务标准委员会的评审中，通过全部 45 项准则评审，其中预防压疮、预防病人跌倒和保安管理方面取得优异评级。

卫生设施是否完善将直接影响医疗服务能力提升，为此卫生局从三个层面改善澳门医疗设施。包括：扩建及重建工程、离岛医疗综合体和初级卫生保健网络。其中离岛医疗综合体项目包括：离岛急症医院、离岛综合医院、离岛康复医院和辅助设施等；初级卫生保健网络方面分短、中及长期发展计划，在 10 年内完成包括 11 家卫生中心和 2 家卫生站在内的初级卫生保健网络。澳门特区政府于 2011 年设立医疗系统建设跟进委员会，旨在对《完善医疗系统建设方案》范畴内的公共投资作出全面协调、跟进和评估。扩建及重建工程包括仁伯爵综合医院急诊大楼、专科大楼，路环岗顶传染病康复中心等。其中，仁伯爵综合医院急诊大楼已于 2013 年 10 月启用，成为首项竣工的工程，为居民提供了更好的就医环境。

2.提高公共卫生防控能力

澳门按照 WHO 的指引，持续进行疾病常规监测工作，加强艾滋病、结核病等重点传染病和慢性非传染病的防治工作。监测和防范登革热、肠病毒和季节性流感，健全口岸卫生防疫系统。通过健康城市委员会和慢性病防治委员会开展健康推广工作，倡导健康生活方式和习惯，重点加强预防癌症、心血管疾病、糖尿病及慢性呼吸道疾病的宣传。2007 年 9 月开始，防疫接种计划增加 2 种疫苗，即水痘疫苗和 b 型流感嗜血杆菌疫苗，预防婴幼儿感染水痘、脑膜炎及肺炎等疾病。2009 年 9 月又增加了肺炎链球菌疫苗，澳门防疫接种计划所涵盖的病种更全面。2013 年卫生局将子宫颈癌疫苗列入防疫接种计划内，免费接种对象为 18 岁以下的女性澳门居民。为更好保障居民生命安全，澳门卫生局将继续加强小区动员和推广健康生活方式，重点推动学校健康促进和健康大厦的工作项目，并持续通过与相关部门的合作，加强食品安全卫生信息管理和食源性疾病的预防，开展申办安全小区，不断深化"健康城市"的建设。

卫生局通过修订组织法，加强公共卫生部门职责和功能建设，并持续监测全球公共卫生的形势变化，进一步完善与邻近地区的通报机制，加强双方之间的合作。在各种重大传染病的监测机制和流感大流行药物储备的基础上，完善疾病和症状监测系统的电子化、自动化和实时化，加强应急能力、卫生执法队伍和病媒控制工作组人员和设备建设。此外，落实《国际卫生条例》规定的各项工作，特别是完善口岸卫生的工作体制。在个别严重传染病防治方面，卫生局除加强对高危人群的监控力度外，还致力完善艾滋病预防辅导工作，加强结核病的病例发现、治疗和转归的监控等各种措施，并关注结核病的多重耐药情况。

3. 提升长幼健康水平

为应对澳门社会人口结构变化趋势，配合整个特区的老人政策，卫生部门大力推进老人医疗服务，包括：成立跨部门的老人专科工作小组、设立老人住院病区、开展老人记忆门诊、老人专科门诊、推行老人服务优先措施，以及加强老人医疗服务的人员培训。高度重视仁伯爵综合医院和卫生中心的相互转诊工作，为长者提供持续照顾，为独居和行动不便的长者提供家居护理和病人接送，确保长者在预防、诊治和康复服务链上得到妥善的诊治和照护。卫生中心则设立老人保健门诊，加强护理咨询服务，推行糖尿病和高血压控制计划，扩充氹仔老人保健站，为长者提供适合的医疗保健服务。慢性病防治委员会于 2016 年 10 月成立了"失智症工作组"，不断推进与完善老年人特殊疾病治疗，提升住院服务水平。同时继续完善儿童综合评估中心[①]的服务，加强人员培训，支持高等院校培养语言治疗师，从而营造良好的长幼健康环境。

4. 拓展私人医疗市场

特区政府通过资助购买服务的形式，拓展私人医疗市场，还资助机构举办学术研讨会、讲座、健康宣传活动，推广健康方面的刊物和学术会议等。卫生部门不断加大与非营利医疗机构的合作，居民可以利用政府"医疗补贴计划"选择到私人医疗机构就医。自 2009 年特区政府首次推出医疗补贴计划后，至 2014 年已进入第六阶段，每名受益人的补贴金额已由 500 澳门元调升至 600 澳门元。该计划得到居民普遍认同，使用率达九成。澳门政府计划将进一步推进医疗补贴计划，以扩大医疗服务覆盖率，提高护理服务供给的灵活性。与此同时，卫生部门也不断加强监管，采取新的计算方式、派人实地评估，确保资源得到合理运用。

---

① 在澳门社会文化司的统一协调下，卫生局、教育及青年发展局、社工局合作成立儿童综合评估中心，提供一站式儿童发展综合评估服务，以达到"早发现、早诊断、早介入治疗"，改善发展障碍，降低致残程度。

5. 发展医疗电子化

2004 年澳门开始全力推行医疗电子化，通过电子认证进一步完善医院临床病理电子报告，并把此项工作作为逐步推行电子病历的起点。医疗中央数据库的构建工作于 2011 年启动，首期工作整合了仁伯爵综合医院、镜湖医院和澳门科技大学医院的病历数据，中长期计划将逐步建立私家诊所接入系统、居民健康管理平台、慢性病历管理平台，以及科研统计分析系统、与海外机构信息交换平台等。2017 年澳门卫生局规划指出将充分利用并拓展电子科技应用，优化医疗机构与居民沟通互动平台，继续推进个人电子病例和个人健康档案的建设，并在个人隐私得到充分保障的前提下，实现澳门不同医疗部门或机构互通病历数据的最终目标，以改善医疗服务效率和质量，促进卫生服务连续性。

（二）规范

研究暨策划室根据澳门卫生状况为卫生局制定卫生活动计划及发展投资方案等，对澳门卫生发展规划研究暨策划室也会定期评估，收集并分析数据，为规范澳门卫生行政、公共卫生与卫生保健服务提供参考。

此外，澳门特区行政长官和立法会通过制定法律和发布行政法规等完善澳门卫生法律体系（见表 2–2），保障澳门各项卫生工作的开展均有法可依。在保障居民医疗卫生福利方面：澳门第 24/86/M 号法令规定了澳门居民取得卫生护理的规定，规定由各卫生中心向澳门居民提供免费的医疗服务。1990 年澳门新修订法律指出，初级卫生保健和专科医疗卫生服务分别由卫生服务委员会和仁伯爵综合医院提供。继后颁布的第 29/92/M 号法令加强了当时新设立的卫生司对公共卫生保健服务的管理。

表 2-2　澳门卫生范畴法律

		法令及行政法规名称	制定部门 /人员
卫生法	1.1　取得卫生护理	第 24/86/M 号法令，订定澳门居民取得卫生护理规则 *	护理总督
		第 6/2018 号行政法规，二零一八年度医疗补贴计划	行政长官
	1.2　精神卫生	第 31/99/M 号法令，核准《精神卫生制度》 *	护理总督
		第 111/99/M 号法令第 6 条和第 7 条，设立在生物学及医学应用方面保障人权及人类尊严之法律制度 *	总督
	1.3　传染病防治法	第 2/2004 号法律，传染病防治法	立法会
		第 1/2016 号法律，修改第 2/2004 号法律《传染病防治法》附件的传染病表	立法会
		第 15/2008 号行政法规，建立传染病强制报告机制，并规定相应的行政处罚	行政长官
		第 4/2016 号行政法规，修改第 15/2008 号行政法规《传染病强制申报机制》附件	行政长官
		第 5/2022 号行政法规，防疫接种制度	行政长官
		第 458/2017 号行政长官批示，核准《澳门特别行政区防疫接种计划》	行政长官
	1.4　预防及控制吸烟制度	第 39/2018 号行政长官批示，重新公布第 9/2017 号法律修改的第 5/2011 号法律，预防及控制吸烟制度	立法会
		第 37/2011 号行政法规，核准《预防及控制吸烟制度》所定标志及告示的式样	行政长官
		第 16/2012 号行政法规，核准《预防及控制吸烟制度》所定标签的式样	行政长官
		第 281/2018 号行政长官批示，核准《关于娱乐场吸烟区应遵要求的规范》	行政长官
		第 281/2018 号行政长官批示，修订《关于娱乐场吸烟区应遵要求的规范》的第三条、第四条及第六条	行政长官
	1.5　医疗事故法	第 5/2016 号法律，医疗事故法律制度	立法会
		第 3/2017 号行政法规，医疗事故鉴定委员会	行政长官
		第 4/2017 号行政法规，医疗争议调解中心	行政长官
		第 5/2017 号行政法规，医疗服务提供者职业民事责任强制保险	行政长官
	1.6　使用医学辅助生殖技术	卫生局第 12/SS/2017 号批示，关于使用医学辅助生殖技术的指引	卫生局

续表

		法令及行政法规名称	制定部门／人员
准入	2.1　私人提供卫生护理活动	第84/90/M号法令，管制私人提供卫生护理活动的准照事宜*	护理总督
		第22/99/M号法令，设立对设有住院部及手术后复苏室之私人卫生单位发出执照及监察之新制度*	护理总督
	2.2　药剂活动	第58/90/M号法令，关于管制药剂师执业及药剂活动——撤销五月二日第229/70号国令及二月一日第7/86/M号法令第五章*	总督
		第30/95/M号法令，订定药品广告方面之法律制度——废止九月十九日第58/90/M号法令第76条、第96条*	总督
		第21/2003号行政法规，修改规范从事药物专业及药物活动的九月十九日第58/90/M号法令	行政长官
		第59/90/M号法令，管制药物登记*	总督
		第34/99/M号法令，规范麻醉品及精神科物质之买卖及合法使用*	总督
		第53/94/M号法令，核准为从事中医药品之配制及贸易之场所发出准照之制度及运作条件*	护理总督
法医	3.死亡证、殡葬及尸检	第21/85/M号训令，核准产期死亡证及死亡证表格格式*	
		第7/85/M号法令，调整有关遗骸的搬离、移动、土葬、火葬及焚化之法医条件——撤销民事登记法第227至233条条文*	总督
		第4/96/M号法律，对以教学及研究为目的之尸体解剖，以及器官、组织或部分之摘取作出规范*	立法会
		第100/99/M号法令，重新编排进行法医鉴定之系统*	总督

		法令及行政法规名称	制定部门/人员
组织	4.1 卫生局	第 81/99/M 号法令，重组澳门卫生局之组织结构及撤销卫生委员会 *	护理总督
		卫生局的人员编制由第 58/2011 号行政命令的附表取代	行政长官
		修改第 34/2011 号行政法规第 18 条，增加第 25–A 条，及变更附表关于卫生局人员编制的领导及主管人员组别及卫生专业技术人员组别	行政长官
	4.2 职程与实习培训	第 18/2009 号法律，护士职程制度	立法会
		第 6/2010 号法律，药剂师及高级卫生技术员职程制度	立法会
		第 7/2010 号法律，诊疗技术员职程制度	立法会
		第 8/2010 号法律，卫生督察职程制度	立法会
		第 9/2010 号法律，卫生助理员职程制度	立法会
		第 10/2010 号法律，医生职程制度	立法会
		第 11/2010 号法律，医务行政人员职程制度	立法会
		第 8/99/M 号法令，核准实习医生培训之新法律制度 *	护理总督
		第 69/2001 号行政长官批示，在三月十五日第 8/99/M 法令的附件二中增设一个专科培训专业范围	行政长官
		第 72/2014 号行政长官批示，修改三月十五日第 8/99/M 号法令附件二专科培训各专科范围之界定及各项实习之时间	行政长官

注：* 表示 1999 年中华人民共和国中央人民政府对澳门恢复行使主权前葡萄牙颁布的法令。

（三）管理

澳门医疗卫生服务体系在 20 世纪 80 年代之前并无政府的系统性干预，1984 年澳门政府在施政方针中提出建立覆盖全民的医疗卫生体系，其后通过了 1986 年第 24/86/M 号法令和 1989 年第 68/89/M 号法令，开始了政府对卫生体系的系统管理。除制定较完备的法律体系外，还有一些针对卫生领域的制度，以更有效开展对各卫生组织的管理。

澳门卫生组织管理事务由澳门特区政府卫生局负责。公立医疗机构的人事、财务及药品和设备采购等事项均由卫生局统一管理，运行方面由政府财政予以全面保障，其卫生人员均属于公务员身份，实行严格的准入和培训制度。

澳门卫生局通过设置中央计算机及灾难康复中心多台服务器，与多个医院、各卫生中心、捐血中心、公共卫生化验所等密切联系，通过 HIS①、LIS② 等系统收集医疗服务信息，建立起澳门统一的卫生信息管理系统。目前澳门卫生信息管理系统主要有医院信息管理系统和一般卫生护理管理系统。

医院信息管理系统主要有：预约挂号系统、门诊系统、住院系统、急诊系统、药物管理系统、化验管理系统、放射科管理系统、病历档案管理系统等。澳门三家医院（仁伯爵综合医院、澳门科技大学医院、镜湖医院）的病历电子化不断发展，但由于各医院的医疗系统各自发展不一，电子病历共享仍需进一步推进。

一般卫生护理管理系统主要有：抽血中心信息管理系统、公共化验所信息管理系统、卫生中心信息管理系统、中医系统、疾病预防信息管理系统、母婴临时支持计划、控烟办管理系统、医务活动牌照信息管理系统等。其中，澳门疾病预防控制中心主要负责监测和研究本地区的重点健康问题，在关注传染病、慢性非传染病、职业病及伤害等情况，并对影响亚健康的重点因素加以监测和研究的过程中，与有权限的国际机构、其他国家或地区的相关部门建立信息网络，交换疾病控制信息，并及时向卫生行政机关、卫生服务机构、卫生专业人员、大众传媒及公众发布与卫生健康有关的信息。

---

① HIS：Hospital Information System，利用电子计算机和通信设备，为医院所属各部门提供病人诊疗信息和行政管理信息的收集、存储、处理、提取和数据交换的能力，并满足所有授权用户的功能需求。

② LIS：Laboratory Information Management System，是专为医院检验科设计的一套实验室信息管理系统，能将实验仪器与计算机组成网络，实现对样本、实验数据、报告与分析的智能化管理，提高检验质量。

澳门卫生管理系统中还有一些辅助系统，如商业智能报表系统、24小时通报系统、医疗券管理系统等，对卫生服务活动和卫生领域的状况进行记录、反映和推进。

在现阶段，医院信息系统中的"文字记录数据"部分已渐趋成熟，并于2006年成立"医学影像数码化储存及传输系统（PACS）工作小组"，就卫生局构建PACS[①]进行深入研究及评估工作，并已进入实施阶段。此外，卫生局将进一步完善"药物相互作用、药物过敏及怀孕期用药分级警示系统"，并建立"不同科室开列相同或同药理药品警示系统""药物辨识检索系统"以及"授乳妇女用药警示系统"。

三、患者的权利、义务

第24/86/M号法令对居民享有的健康权利、基本卫生服务及专科卫生服务的提供要求和范围等作出了明确规定，确定了可享受完全免费卫生护理服务的群体范围，并对支付方式及就诊手续予以规范。《患者约章》中指出患者拥有知情权、决定权、保密权、申领权、申诉权和其他权益；同时规定了患者的责任与义务，以促进居民了解使用卫生局服务时应有的权利与责任，促进患者与医疗护理人员的关系，提升医疗护理效果。

（一）患者的权利

1.知情权

（1）患者有权知道自己的病情、所患何病、需接受的检验、治疗方法及成效。

（2）患者有权知道医疗服务的收费情况。

---

① PACS：Picture Archiving and Communication System，影像归档和通信系统，把日常产生的各种医学影像（包括核磁，CT，超声，各种X光机，各种红外仪、显微仪等设备产生的图像）以数字化的方式海量保存起来，对影像数据传输、数据存储以及辅助诊断具有重要作用。

（3）患者有权知道医生处方的有关资料，医生处方药物名称、剂量、服食方法及应注意事项等。患者不应未经医生处方，自行购买处方药物，或未经医生诊断，继续自行购买和服食医生曾处方的药物。

2. 决定权

（1）是否接受医生的建议：患者可决定是否接受医生的建议，并向医生查询清楚有关建议的各项数据，如患者选择不接受医生的建议，应仔细考虑拒绝的后果。

（2）医学研究计划的参与：患者有权决定是否参与医学研究计划。

3. 保密权

医生有责任将患者资料保密。患者在医治疾病的过程中所透露的有关病情，病者本人或其家庭的资料，医生及医护人员都应予以保密，不让第三者包括挚友亲朋知道。

4. 申领权

患者有权获得有关自己病况的资料。患者可向有关医疗机构或医生申请索取医疗报告或医疗记录副本。有关方面可能会收取所需费用，患者应预先询问清楚。

5. 申诉权

患者应了解及行使自己的知情权，并与医护人员保持沟通，以便了解病情及治疗经过，减少误解。假如患者最后仍有不满，可以提出申诉。

6. 其他权益

受到尊重：患者的尊严、文化及宗教信仰应受到尊重。

（二）患者的义务

（1）患者应向医护人员提供有关自己的病况、过往病历及其他相关情况的真实数据。

（2）对于经双方同意的治疗计划及程序、患者应与医护人员合作。

（3）患者不应要求医护人员提供不实的病历资料、病假证明书、收据或医疗报告等。

（4）有责任向提供服务的医疗机构缴纳所需费用。

（5）患者应遵守医院的规则，尊重医护人员及其他患者的权利。

（6）知会医护人员自己的特别需要（如膳食、宗教及语言）。

澳门还颁布了一系列医疗事故法令，通过设立医疗事故鉴定委员会，负责对是否存在医疗事故进行调查和技术鉴定；同时设立医疗服务提供商职业民事责任强制保险，依法要求医疗服务提供商承担损害赔偿责任，来保障患者合法权益。澳门基本医疗卫生保健制度建立以后，保障了澳门居民在卫生中心可免费享受初级卫生保健，同时患者可以选择在医院、私立诊所或者去香港、内地等就医。此外，澳门红十字会和各民间团体等组织积极保障患者权益，提升患者接受卫生服务的质量。

第三章　澳门医疗卫生资源

澳门回归以来，特区政府始终致力于卫生基础设施与人力资源的投入，卫生资源配置顺应了经济社会发展要求与居民健康需求。2000年澳门初级卫生保健场所数较2019年增加了39.8%。2019年澳门住院床位数量较2014年增长了14.6%、医生人数增长了14.2%、护士人数增长了25.2%。同期澳门人口增长6.8%，对比主要国家/地区，澳门每千人口医生数和每千人口床位数均处于中等水平。澳门卫生局于2018年10月成立澳门医学专科学院，全面加强医学专科培训工作。澳门各专科普遍存在等候的问题，其中等候时间较长的专科有妇科、骨科、眼科和心脏科。近年来澳门居民年住院率缓步增长后趋于平稳，且人均门急诊人次缓步增长后稳定在9.5人次的高水平，65岁及以上人口的医疗服务需求预计将显著增加。转外诊治患者中肿瘤科、心脏科、妇科、肾科、普通外科和血液科外转数最多。基于澳门人口基数小、地域局限的实际，患者适当转外治疗是合理的，但整体提升必要的急救服务能力、持续提高专科综合诊疗水平是当务之急。

一、澳门医疗卫生资源数量

2000年至2019年这20年间，澳门医疗资源数量稳步增长，初级卫生保健场所数从2000年的512家增加到2019年的716家（增加了39.8%），其中私立初级卫生保健场所数增加了40.6%。近年来澳门住院病床数量、医生人数（包括中医、牙医）、护士人数均持续增长，住院病床数2019年比

表 3-1 2000—2019 年澳门医疗资源对比

指标	医院（家）	初级卫生保健场所总数（个）	住院病床（张）	医生（不包括中医、牙医）（人）	医生（包括中医、牙医）（人）	护士（人）	医护比（不包括中医、牙医）	床护比	每千人口住院床位（张）	每千人口医生（不包括中医、牙医）	每千人口医生（包括中、牙医）	每千人口牙医（人）	每千人口中医（人）	每千人口护士（人）
2000 年	2	512	923	859	1044	943	1：1.10	1：0.98	2.1	2.0	2.4	0.1	0.3	2.2
2005 年	2	636	984	1032	1477	1134	1：1.10	1：0.87	2.0	2.1	3.0	0.3	0.6	2.3
2010 年	3	734	1173	1330	2022	1536	1：1.15	1：0.76	2.2	2.5	3.7	0.4	0.9	2.8
2011 年	4	729	1222	1438	2179	1606	1：1.12	1：0.76	2.2	2.6	3.9	0.4	1.0	2.9
2012 年	4	675	1354	1482	2272	1751	1：1.18	1：0.77	2.3	2.5	3.9	0.4	1.0	3.0
2013 年	4	720	1366	1514	2337	1854	1：1.22	1：0.74	2.2	2.5	3.8	0.4	1.0	3.1
2014 年	5	697	1421	1592	2430	1990	1：1.25	1：0.71	2.2	2.5	3.8	0.4	1.0	3.1
2015 年	5	708	1494	1674	2570	2279	1：1.36	1：0.66	2.3	2.6	4.0	0.4	1.0	3.5
2016 年	5	719	1591	1726	2667	2342	1：1.36	1：0.68	2.5	2.7	4.1	0.4	1.1	3.6
2017 年	5	702	1596	1730	2683	2397	1：1.39	1：0.67	2.4	2.6	4.1	0.4	1.1	3.7
2018 年	5	687	1604	1754	2716	2464	1：1.40	1：0.65	2.4	2.6	4.1	0.4	1.0	3.7
2019 年	5	716	1628	1808	2775	2491	1：1.38	1：0.65	2.4	2.7	4.1	0.4	1.0	3.7

数据来源：澳门卫生统计年鉴。

2014 年增加 14.6%，医生人数增长 14.2%，护士增长幅度远远超过医生增长幅度，达 25.2%。同时澳门同期人口数增长 6.8%，卫生资源增长情况超过同期人口增长。与主要国家 / 地区（德国、英国、中国内地和香港）相比，澳门每千人口医生数和每千人口床位数均处于中等水平，每千人口护士数较低。医护比从 2014 年的 1∶1.25 增加到 2019 年的 1∶1.38，同期床位数增长较快，从 2014 年的 1421 张增加到 2019 年的 1628 张，快于护士人力增幅，床护比从 1∶0.71 下降到 1∶0.65（见表 3–1 和表 3–2）。

表 3–2　2019 年澳门卫生资源与代表性国家和地区比较

	中国澳门	中国香港	加拿大	英国	德国	西班牙
每千人口医生数（人）	2.7	2.0	2.8	3.0	4.4	4.4
每千人口护士数（人）	3.7	7.9	10.0	8.2	14.0	5.9
每千人口床位数（张）	2.4	4.2	2.5	2.5	7.9	3.0

注：选定地区涵盖了与澳门经济发展水平和规模接近的"相似地区"（中国香港、加拿大），以及作为世界主要发达国家的"典型地区"（英国、德国及西班牙）。

数据来源：由以下资料选取或计算。澳门统计暨普查局：《医疗统计》《香港统计数字一览（2020 年版)》、OECD 数据库。

二、澳门人力资源效率与培训

（一）人力资源数量及效率

随着医疗服务量逐渐增加，澳门医护人员数量均有一定程度增长，2019 年医院医生和护士人数分别达到 881 人和 1730 人，较 2014 年分别增加 26.6% 和 17.5%，初级卫生保健服务场所医生和护士人数增长幅度小于医院。2019 年澳门医生人均每日担负工作负荷为 16.41 人次，其中医院医生为 15.09 人次，小于初级卫生保健服务场所的医生（17.71 人次）。近十年来，澳门医生人均每日担负门急诊人次大幅度增加，由 2009 年的 11.01 人次增

表 3-3 澳门医护人员数量及工作负荷

指标	医院护士数（人）	初级卫生保健服务场所护士数（人）	医院医生数（人）	初级卫生保健服务场所医生数（人）	澳门医生工作负荷			医院医生工作负荷			初级卫生保健服务场所医生工作负荷
					人均每日担负床日（天）	人均每日担负门急诊人次（人次）	人均每日担负工作负荷（人次）	人均每日担负床日（天）	人均每日担负门急诊人次（人次）	人均每日担负工作负荷（人次）	人均每日担负工作负荷（人次）
2009年	1170	450	565	723	0.64	11.01	12.93	1.45	10.30	14.65	11.57
2010年	1200	471	564	758	0.65	11.66	13.59	1.52	11.08	15.64	12.22
2011年	1265	471	615	821	0.62	13.96	15.82	1.45	10.95	15.30	16.22
2012年	1357	411	600	736	0.71	15.52	17.65	1.57	11.95	16.66	18.43
2013年	1403	448	652	758	0.66	14.96	16.94	1.53	11.54	16.14	19.96
2014年	1472	461	696	821	0.66	15.29	17.26	1.50	11.30	15.81	20.07
2015年	1646	464	772	877	0.65	14.48	16.47	1.44	10.84	15.15	18.10
2016年	1692	444	787	859	0.65	14.05	16.00	1.43	10.68	14.98	18.43
2017年	1735	446	821	878	0.65	14.24	16.19	1.37	10.54	14.65	18.21
2018年	1636	475	821	889	0.68	14.06	16.1	1.44	10.93	15.25	17.64
2019年	1730	481	881	925	0.70	14.31	16.41	1.44	10.77	15.09	17.71

数据来源：澳门卫生局。

加到 2019 年的 14.31 人次，增加了近 30%，造成医生人均每日担负工作负荷增加，这与澳门医疗服务量增长迅速有关，超过了医生人力资源增长幅度。但 2013 年后医生人均每日担负工作负荷稳定在 16 人次左右，该工作负荷是专家普遍认为适宜的工作负荷（见表 3–3）。

（二）卫生人力准入与培训

澳门的卫生人力资源由卫生局人力资源厅负责管理。人力资源厅负责拟定卫生领域的计划，收集和分配统计资料，提供关于合作方面的技术支持，提供人力资源管理、人员招聘和培训等。

在人才培训方面，澳门与多方展开区域卫生合作。其中，澳门卫生局与香港共同开展医生培训计划，2008 年分别与香港医院管理局和香港急症科医学院签订《意外及急救科专科医生培训计划》和《急症科医学院培训计划》，以提高澳门医护人员的医疗技术水平。2011 年 7 月，澳门特区政府与 WHO 签署传统医药合作协议，该项目为特区政府与 WHO 筹备设立中医药人才培训中心的先导计划。2016 年 11 月，WHO 传统医药合作中心在澳门举行首届区域间培训工作坊和首届本地培训工作坊，推进中医药的发展。仁伯爵综合医院与北京协和医院、阜外医院在邀请专家技术指导、卫生人才培训等多领域开展了很好的合作。

为适应社会发展及满足澳门居民对医疗服务的需求，在符合实际的情况下，澳门会邀请外地专家或学者来澳提供紧急救援，进行专科医学培训、高技术性的研究工作，以及当在澳门特别行政区内不存在或缺乏特别资历的医疗人员时邀请其来澳门提供医疗服务。

1. 医疗人员准入

澳门目前从事公职的医疗人员，受公职法律制度及所属专业特别职程法律条文所规范，而私人执业的医疗人员的执业资格评审制度，除药剂师及药房技术助理设有考核制度外，其他医疗人员均以学历文件审查的方式进行。澳门医疗人员的资格认可主要包括学历审查、考试和实习三部分（见图 3–1）。

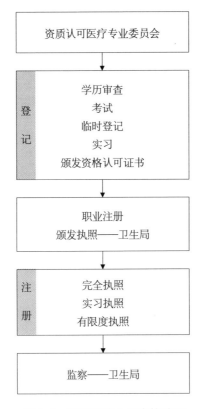

图 3-1　澳门医疗人员资格认可

　　学历审查旨在评估医疗人员的学历和培训是否符合所属专业规定的要求；考试的设立旨在评估医疗人员所具备的知识和能力是否达到在本地区从事所属专业的起点标准；实习的设立旨在使实习的医疗人员熟悉本地区的医疗体制和运作，深化其在专业培训中获得的知识、技能和态度，为独立及尽责地在澳门特别行政区从事相关专业活动做好准备。

　　通过知识考核或经委员会决议免除进行知识考核的医疗人员，获资格认可临时登记，医疗人员仍须于委员会认可的适当场所完成为期最少 6 个月的实习；经医疗人员提出申请，委员会对在澳门特别行政区或以外地区进行的实习作出全部或部分等同认可；实习期完结且评定最后成绩后，委员会就所给予的评核发表意见，以及按此情况发出资格认可证书。资格认可证书的发

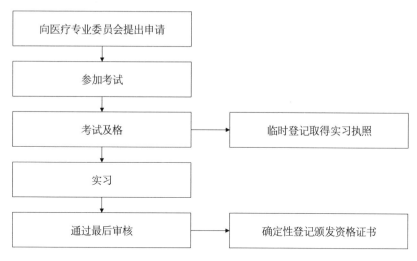

图 3-2 澳门医疗人员资格认可登记程序

出，为委员会作出医疗人员的确定性登记的先决条件（见图 3-2）。

发出执照的目的是为了审查医疗人员是否已具备从事职业所要求的要件，医疗人员在获澳门卫生局发出执照后，方可从事有关职业。执照共分三类，包括：①完全执照：是医疗人员自主从事相关专业活动的许可，适用对象为符合资格的澳门特区居民；②实习执照：是实习员在实习期间有限度从事相关专业活动的许可，适用对象为实习的医疗人员；③有限度执照：是医疗人员在规定的期间有限度从事相关专业活动的许可，适用对象为非澳门特区居民的医疗人员。

2. 人才培训

（1）医生

澳门目前有四所医学院，分别是澳门大学、澳门理工学院、澳门科技大学、澳门镜湖护理学院。这四所院校为澳门培养医学人才，同时澳门也接受来自中国内地和其他地区的卫生人员。澳门的全科医生、私人执业西医和中医有很大一部分来自内地的医科大学，这些卫生人员来源广泛，学历也有所差异。澳门卫生局近年来对所有注册医生都作了重新的审核，规定只有五年制或以上的学位文凭毕业者才可以获准注册，从而保障了执业医生的专业水平。

1）医学专科培训体系

为促进和加强澳门医生的学位后医学教育和培训，以及持续专业发展，并与国际接轨，澳门卫生局于2018年10月成立澳门医学专科学院，负责组织、协调和监督医学专科培训工作。如专栏1所示，澳门根据医学专科培训实际，分专科组织制定了十分详尽的培训计划，住院医生培训计划均由医学专科学院核准、检讨及修改。

专栏1　澳门专科培训计划

澳门专科培训计划（内容示例）

1. 专科简介

2. 培训计划的结构

（1）澳门住院医生培训由基础培训期及紧接的进阶培训期组成，总培训期为6年，包括2年的基础培训及4年的进阶培训。住院医生培训须由获医学专科学院认可的适合的公共或私人医疗机构或场所提供。

（2）培训期、培训科目、培训时间及培训地点。

3. 培训目标

（1）为工作表现设定的目标。

（2）为知识学习设定的目标。

4. 培训内容

（1）基础培训。

（2）进阶培训。

5. 个案数／操作例数的要求

6. 培训方法

7. 培训单位的要求

8.培训期间的持续医学教育 CME/ 持续专业发展 CPD 的学分要求

9.住院医生的特别义务

10.评核制度

（1）住院医生培训的评核以持续评核及最后评核的方式进行；

（2）期中考试；

（3）持续评核；

（4）知识评核；

（5）表现评核；

（6）实习的总评分；

（7）最后评核；

（8）住院医生培训的最后评分。

11.建议阅读的参考书籍和数据

澳门为每一专科制定的住院医师培训计划须按照实习的逻辑顺序编排，其中必须明确的内容包括：①总培训期；②每项实习的时间；③每项实习拟获得的知识及技术；④与各项实习相关的目标，尤其是住院医生在监督下进行有关医疗实践的能力方面；⑤每项实习的表现及知识评核，尤其是评核的类别及时间、评核参数、加权系数及评核的辅助文件；⑥评核、成绩及评分计算的制度。

基础培训：基础培训是住院医生进行专科培训起步的重要阶段，也是奠定专科培训水平的重要基础。为此，澳门医学专科学院汇总了各学部提供的专科培训计划，提出了住院医生培训第一年基础培训实习科目的基本要求，明确住院医生在进行相关科目实习时须达到的基本水平。具有基本要求的第一年基础培训实习科目包括：内科、外科、妇科、儿科、急症医学科、放射及影像学科、家庭医学科、精神科等，住院医生在第一年基础培训须在上述科目实习，除应达到这些科目的基础要求外，还须达到各专科培训计划的特定要求。

评核制度：在基础培训期内，由医学专科学院举行期中考核，以评核住院医生在基础培训期所取得的知识水平。期中考试不合格者，须在医学专科学院规定的时间内修读一项特定培训计划，并给予一次重新考试机会；对于合格完成基础培训的所有实习且通过期中考核的住院医生，可进入进阶培训。

住院医生在基础培训和进阶培训期间的过程性评核（即持续评核），在每项实习结束时进行，旨在评价其每一实习的职务表现和知识水平，其中，表现评核至少包括四个独立方面，即技术执行能力、专业素质提升、职业责任感和人际关系等，而知识评核则侧重考察住院医师于每项实习结束后在理论和实践方面的知识获取程度，包括一次理论笔试、一次实践考试，以及对活动报告或其他书面文件的审阅及讨论。

进阶培训完成后，由医学专科学院举行最后评核，以补充持续评核，并作为整个培训程序的成绩。

在外地的培训：若相关住院医生无法在澳门特别行政区完成整个住院医生培训计划，结合有关培训计划大纲，可在获医学专科学院认可的适合的外地公共或私人医疗机构或场所完成有关培训计划。

完成住院医师培训：合格完成住院医师培训的住院医生，可获得专科资格认可，并获给予有关专科医生的专业职衔。对于获得专科医生专业职衔者，医学专科学院通知有关专科的分科学院，并开始医学专科学院院士的注册程序。

澳门医学专科培训流程见图 3-3。

2）澳门医生的职程与晋升

澳门医生的职程分为普通科医生、专科医生、主治医生、顾问医生及主任医生五个职级。医生的职务范畴包括：医院、全科、公共卫生、牙科、中医。完成医学课程学习之后，毕业生需要经过两种医生培训：全科实习和专科培训。全科实习合格的毕业生才能进入专科培训的过程。

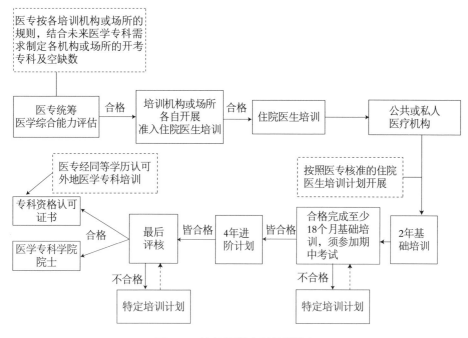

图3-3 澳门医学专科培训流程

澳门医生的培训和晋升过程如下：

普通科医生职级：须在合格完成全科实习并获得普通科证明后取得。

专科医生职级：须在合格完成专科培训并获得专科证明后取得。

主治医生职级：具专科医生级别资格的普通科医生可参加考试。

顾问医生职级：在主治医生级别服务满五年并具备顾问医生级别资格者可无须考试获得晋升。

主任医生职级：在顾问医生职级服务满五年者可参加考试。

（2）护士

在护理人员的培养方面，澳门目前有镜湖医院的护士学校，澳门卫生局属下的技术学校培训护士和医疗技术人员，还有专科护士的培训等。若每年毕业的护理人员未能满足近年持续发展的医疗体系及补充流失的员工，政府需要向海外及内地招聘外来劳动力。

护士职程的进程分为一级护士、高级护士、专科护士、高级专科护士、护士长及护士监督六个职级，每一职级必须经过培训，并按其性质、范围、责任及薪酬水平而具备不同的职能。护士职程包含提供卫生护理服务及管理两个职务范畴，其中一级护士、高级护士、专科护士及高级专科护士职级属提供卫生护理服务的职务范畴，护士长及护士监督职级属管理的职务范畴。

澳门护士的培训和晋升过程如下：

一级护士职级：具备经官方核准的护理学士学位学历或根据专有法规的规定具备同等学历者，可参加考试。

高级护士职级：在原职级服务满四年，且工作表现评核不低于"满意"，或在原职级服务满三年，且工作表现评核不低于"十分满意"的一级护士，可参加考试。

专科护士职级：具备经官方审核的护理学士学位学历，并具备经官方核准的专科护理学历或根据专有法规的规定具备专科护理的同等学历，且曾在医院工作。

高级专科护士职级：以审查文件、专业面试方式考核，在原职级服务满四年，且工作表现评核不低于"满意"，或在原职级服务满三年，且工作表现评核不低于"十分满意"的专科护士，可参加考试。

护士长职级：以审查文件、专业面试及公开讨论履历方式的考核，工作表现评核不低于"满意"的高级专科护士，以及在原职级服务满四年，且工作表现评核不低于"满意"，或在原职级服务满三年，且工作表现评核不低于"十分满意"的专科护士，可参加考试。

护士监督职级：以审查文件、专业面试及公开讨论履历方式的考核，在原职级服务满四年，且工作表现评核不低于"满意"，或在原职级服务满三年，且工作表现评核不低于"十分满意"的护士长，可参加考试。

3.药剂师及高级技术员

药剂师职程的进程分为二等药剂师、一等药剂师、高级药剂师、顾问药剂师及高级顾问药剂师五个职级。高级卫生技术员职程的进程分为二等高级卫生技术员、一等高级卫生技术员、首席高级卫生技术员、顾问高级卫生技术员及首席顾问高级卫生技术员五个职级。

药剂师及高级技术员的培训和晋升过程如下：

入职者须具备专业学士学位学历并合格完成实习，可获得二级药剂师及高级技术员资格。

若入职者晋升职程的最高职等，必须在原职等服务满九年，且在该段服务时间内的工作表现评核中取得不低于"满意"的评语；或在原职等服务满八年，且在该段服务时间内的工作表现评核中取得不低于"十分满意"的评语。

若入职者晋升职程的其余职等，必须在原职等服务满四年，且在该段服务时间内的工作表现评核中取得不低于"满意"的评语；或在原职等服务满三年，且在该段服务时间内的工作表现评核中取得不低于"十分满意"的评语。

三、公私立医院服务提供效率比较

（一）公私立医院住院服务效率比较

2019年，仁伯爵综合医院病床使用率达82.16%，近年来呈现下降趋势，但仍远高于私立医院病床使用率。仁伯爵综合医院平均住院日逐年上升至2015年后又有所下降并逐渐趋于稳定，2019年仁伯爵综合医院平均住院日为10.49天，仍远高于私立医院平均住院日（5.76天），这与仁伯爵综合医院住院人群以及专科差异有关（见表3-4）。

表3-4　2013—2019年澳门公私立医院住院服务效率比较

年份	病床使用率（%）		平均住院日（天）	
	仁伯爵综合医院	私立医院	仁伯爵综合医院	私立医院
2013	85.63	66.36	10.05	5.73

年份	病床使用率（%）		平均住院日（天）	
	仁伯爵综合医院	私立医院	仁伯爵综合医院	私立医院
2014	84.96	69.60	10.82	5.66
2015	82.63	67.63	11.41	5.54
2016	79.35	62.50	10.77	5.13
2017	82.72	63.12	10.53	5.02
2018	81.58	69.61	10.47	5.52
2019	82.16	74.86	10.49	5.76

数据来源：澳门统计暨普查局：《医疗统计》、卫生局：《统计年刊》。

（二）公私立医院医生工作负荷比较

统计分析 2012 年至 2015 年相关数据，仁伯爵综合医院医生人均每日担负住院床日高于私立医院医生，这与仁伯爵综合医院患者多为慢性病患者有关；人均每日担负门急诊人次低于私立医院医生，且各年较为稳定，仁伯爵综合医院医生人均每日工作负荷稳定在 14 人次左右，低于私立医院（稳定在 17 人次左右），这与私立医院（主要为镜湖医院）承担了初级卫生保健有关（见表 3-5）。

表 3-5　2012—2015 年澳门公私立医院的医生工作负荷

年份	医生（人）		人均每日担负住院床日（天）		人均每日担负门急诊人次（人次）		医生工作负荷（人次/天）	
	仁伯爵综合医院	私立医院	仁伯爵综合医院	私立医院	仁伯爵综合医院	私立医院	仁伯爵综合医院	私立医院
2012	286	349	1.7	1.3	8.5	13.6	13.5	17.6
2013	282	373	1.8	1.3	9.0	13.4	14.5	17.2
2014	296	401	1.8	1.3	8.8	13.1	14.2	17.0
2015	342	431	1.7	1.2	7.8	13.3	12.9	16.9

注：数据来源于澳门卫生局

四、澳门与其他国家和地区就医等候时间比较

由于澳门公共资源有限，非紧急的病人始终需要等候，澳门各专科排队等候现象均较为突出，普遍存在等候的问题，其中等候时间较长的专科有妇科、骨科、眼科和心脏科。但与其他国家和地区比较，澳门公立医院的主要专科门诊等候时间已较短。澳门卫生局应继续完善医疗分流机制，确保有紧急需要的就诊者得到适时的诊治，同时通过资源的投入，尽量缩短等候时间（见表3-6）。

表3-6　其他国家和地区就医等候时间

（单位：周）

国家/地区　　　年份 科室	中国香港 2019	加拿大 2019	澳大利亚 2018—2019	英国 2019
整体	—	10.1	5.9	9.6
内科	40—114	6.1	—	2.0
外科	19—65	8.5	4.4	9.4
妇科	23—65	10.4	5.3	9.8
儿科	7—37	—	—	—
骨科	21—84	14.6	11.0	14.3
精神科	16—66	—	—	—
眼科	14—117	12.3	10.4	11.7
耳鼻喉科	26—92	13.3	12.0	12.5
神经外科	—	15.7	5.4	11.6
整形外科		13.4	3.7	6.5
泌尿科	—	9.9	3.7	8.0
心脏科	—	4.9	—	8.7

数据来源：澳门卫生局。

五、澳门转外患者分析

（一）澳门医疗服务需求

2014—2019 年澳门人口数缓步增长，其中 65 岁及以上人口所占比例增长显著，年均增长率达 7.2%，随着人口的不断增长和老龄化进程的加快，加之科学技术的日新月异，使得更多的疾病可以得到治疗，同时收入水平的提高也使得公民医疗服务的需求得到释放。医疗服务在经济学上被认为具有"奢侈商品"性质，对医疗服务需求的增长要快于经济收入的增长，即医疗服务需求的收入弹性大于 1。世界各国的统计资料表明，收入每增长 10%，对医疗服务的需求将增长 14%，即医疗需求的收入弹性约为 1.4。现代国家职能越来越倾向于福利主义国家政策，公共医疗开支往往占了大部分的医疗总开支，如英国、法国、德国和日本等国家，皆承受着日渐增加的公共医疗需求压力。近年来澳门居民年住院率缓步增长后趋于平稳，且人均门急诊人次缓步增长后稳定在 9.5 人次的高水平。进一步分析医院服务就诊者的年龄结构，除手术服务就诊者外，澳门门诊、急诊和住院就诊者中 65 岁及以上患者所占比例逐年增加，这表明澳门地区政府财政同样面临着公共医疗卫生开支增加的压力，尤其是 65 岁及以上人口的医疗服务需求未来将显著增加（见表 3–7）。

表 3–7　澳门医疗服务需求分析

年份	人口数（千人）	65 岁及以上人口所占比例（%）	年住院率（%）	人均门急诊人次（人次）
2000	431.5	7.1	8.9	4.7
2005	484.3	7.3	7.9	5.4
2010	540.6	7.4	7.8	7.2
2013	607.5	8.0	8.4	9.4

年份	人口数 （千人）	65 岁及以上人口所占比例 （%）	年住院率 （%）	人均门急诊人次 （人次）
2014	636.2	8.4	8.2	9.6
2015	646.8	9.0	8.4	9.4
2016	644.9	9.8	9.0	9.4
2017	653.1	10.3	9.0	9.5
2018	667.4	10.7	9.0	9.3
2019	679.6	11.1	9.2	9.6

数据来源：澳门统计暨普查局。

（二）仁伯爵综合医院转外患者分析

由于澳门人口规模较小，相应的医疗资源与技术配置也保持在刚需水平，对于所需较高医疗服务技术水平的就诊者，需根据病情转外治疗。2011—2015 年统计数据显示澳门仁伯爵综合医院共 6335 人被转外诊治，转外人数占就诊患者比例达 9.2%。其中，肿瘤科、心脏科、妇科、肾科、普通外科和血液科外转患者数最多，转外患者数占科室出院总人次数比例超过 30% 的科室为肿瘤科和血液科，肿瘤科甚至高达 50.9%，其次是血液科，转外患者数接近 40%。物理治疗暨康复科、心脏科和口腔科的转外患者比例也较高，分别为 28.6%、23.5% 和 22.6%。

（三）未被满足的卫生服务需要

在前述资料当中，进一步选取肿瘤科、血液科、心脏科、普外科等转外人数占比和费用较高的专科，按各病种转外人数进行病种顺位分析。其中肿瘤科中乳腺癌患者转外人数最多，达 645 人，其次是直肠癌、甲状腺癌、结肠癌和鼻咽癌；血液科转外人数最多的疾病为淋巴肉瘤，达 91 人，其次为多发性结节状淋巴瘤、多发性骨髓瘤、急性淋巴性白血病和混合细胞型霍奇金淋巴瘤；心脏科中心血管动脉粥样硬化患者转外人数最多，达 130 人，其次为心脏早搏、二尖瓣病症、高血压病和室间隔缺损。

疾病谱改变和老龄化后带来血液科／肿瘤科医疗服务需求增长，该科门诊、住院人次与床日占比均达较高水平，具有较强的专科优势，由于肿瘤综合治疗能力的限制，尚有部分患者需要转外治疗。心脏科门诊和住院需求数量相对较低，门诊和住院服务量未增长，主要受技术水平相对不足的制约，造成心脏科转外率较高。外科属于技术依赖性较强的专科，由于就诊需求大及一定的技术限制，导致转外人次也较高。部分专科技术含量高，投入大，故适当地将患者转外诊治是合理的。就澳门特区专科发展策略而言，应首先注重加强必要的急救服务能力，同时逐步提升部分专科综合治疗能力，不优先发展病例有限且涉及高端技术、需要投入较大资源的专科。

（四）患者转外途径及开支

根据澳门相关法律规定，如因澳门卫生局下属部门或单位以及本地区私人医疗单位缺乏技术资源或人力资源而无法提供必需的医疗服务，则可与本地区以外提供有关服务的机构、政府机关或私人机构签订协议，澳门居民在与政府签订协议的境外医疗机构就诊过程中发生的医疗服务费用，以及因使用在本地区以外地方的医疗服务而引致病人往返的交通费食宿费等负担、未满 12 岁的患病儿童父母任一方或其替代者的往返及食宿费用等均由政府部分补偿。

2019 年澳门送往外地诊治开支较 2011 年增长 72%，约占澳门卫生局开支的 2.8%。2019 年共有 1318 名病人被送往外地接受诊治服务，较 2011 年 1611 名病人下降 18.2%，送外医院包括香港公立医院、中国内地和葡萄牙等地医院。外送个案主要是肿瘤、心血管疾病、器官和骨髓移植等重大疾病。外地机构的诊治费用持续上升，其中一例的最高开支为血液科个案，费用接近 1000 万澳门元。

第四章　澳门医疗卫生服务的提供

澳门提供的医疗卫生保健服务来自多方面，主要分为政府及非政府两大类。政府提供的医疗服务包括以提供初级保健为主的卫生中心和提供专科服务的仁伯爵综合医院。非政府提供的医疗服务又可分为接受政府和团体资助的医疗单位如镜湖医院、澳门科技大学医院，工人医疗所、同善堂医疗所等，以及各类私人诊所及私人化验所。其中特区政府的卫生中心和同善堂医疗所提供的服务基本上是免费的。

近年来，澳门医疗服务供给数量稳步增长，较好地满足了澳门居民的医疗服务需求。2014—2019年，澳门住院人次与留院总日数均稳定增长，年均增长率分别为3.6%和3.9%，伴随住院人次增长，手术人次同步增长，年均增长率达3%，尤其是2015年手术病人人次呈现跳跃式增长，2015年比2014年增长26.6%。与此同时，医院急诊和门诊人次也同步稳定增长，年均增长率分别为1.2%和5%。初级卫生保健服务就诊者人次自2015年稳步下降后2019年又略有上升。辅助诊断与治疗服务由医院和初级卫生保健场所共同提供，数量稳定增长，年均增长率达6.8%。近年住院病床使用率略有增长后有所波动，2019年达到78.3%，与国家卫生健康委和相关专家倡导的医院合理病床使用率85%还有一定的差距。平均住院日稳定在7—7.5天左右（见表4–1）。

表 4-1　澳门医疗服务供给及效率分析

年份	住院人次（千人次）	手术病人（千人次）	急诊就诊者（千人次）	门诊就诊者		辅助治疗人次（千人次）	病床使用率（%）	平均住院日（天）
				医院门诊就诊者（千人次）	初级卫生保健服务就诊者（千人次）			
2009	44.0	14.4	306.0	1154.5	2099.7	4613.3	73.8	6.8
2010	42.1	14.7	354.8	1213.1	2324.0	4580.5	73.2	7.4
2011	44.2	15.5	379.8	1310.9	3342.4	5347.4	72.9	7.4
2012	48.4	16.7	429.7	1370.7	3404.2	5804.6	69.6	7.1
2013	50.8	16.7	445.1	1442.9	3798.0	6486.7	73.2	7.2
2014	52.4	16.9	462.0	1512.6	4135.7	6770.1	75.8	7.3
2015	54.5	21.4	474.7	1626.6	3984.2	7201.4	76.6	7.4
2016	57.8	16.4	477.2	1632.9	3974.7	7786.2	72.0	7.1
2017	58.8	17.2	473.1	1698.3	4012.1	8367.5	70.8	7.0
2018	60.1	18.4	465.0	1788.3	3935.2	9160.8	74.4	7.2
2019	62.5	19.5	489.4	1891.7	4112.2	9073.0	78.3	7.4

数据来源：澳门卫生统计年鉴。

一、公共卫生服务

（一）组织结构

澳门公共卫生服务是通过预防和控制疾病、伤害、残障来促进大众健康及生命质量的提高。2001 年 10 月，澳门设立直属澳门卫生局局长的疾病预防控制中心（CDC），使原来比较分散的公共卫生职能得以统合。具体职责是参与履行澳门卫生局促进及保障健康、预防疾病的职能，专责统筹和执行群体水平的疾病预防控制工作。其下属单位包括：

传染病防治暨疾病监测部：监测和研究澳门地区重点健康问题，尤其是传染病、癌症和先天畸形，以及影响健康的重点因素的情况；研究、建议及拟定相关卫生政策、法规及标准。

特别预防服务小组：艾滋病病毒抗体测试、艾滋病咨询、辅导及转诊服务。

慢性病防治暨健康促进部：制订、统筹、推广及执行澳门的健康促进方案，尤其是健康城市计划。

环境及食物卫生部：环境及食物卫生安全监测及管理。

卫生计划部：收集、汇总、分析及发布小区卫生统计资料；编制 CDC 年度工作计划和报告。

病媒控制工作组：监测和控制澳门传染病动物媒介。

小区卫生工作组：在指定范围内协助卫生监督实施卫生监测。

疾病预防控制中心成立以来，应对了各种突发公共事件，在公共卫生信息、决策、行动能力等方面得到不断的提升。疾病预防和控制方面，中心持续收集各种严重疾病如严重急性呼吸综合征（SARS）、禽流感、登革热、艾滋病、结核病等的临床和流行病学信息，与 WHO 保持密切联系，拓展与国家卫生健康委和邻近地区的合作机制，包括互通疫情信息和区域联防联动，以及做好防疫接种和其他防控工作。

相关公共卫生工作的具体开展由初级卫生保健机构负责，向居民提供成人保健、儿童保健、产前保健、学童保健、家庭计划及口腔保健、防疫接种、各种慢性病的防治和控制、老人保健、健康教育与健康促进等服务。针对化验工作，设有公共卫生化验所，负责公共卫生方面的研究工作，对环境卫生及传染病进行监察。针对控烟工作，设立预防及控制吸烟办公室，推动预防及控制吸烟的措施。

（二）具体工作

1. 疾病预防控制

（1）传染病预防控制

1）立法

为了应对和控制传染病传播，在 2004 年年初，澳门特区政府制定了第 2/2004 号法律《传染病防治法》，就传染病防制措施进行立法规范。第 15/2008 号行政法规《传染病强制申报机制》和第 16/2008 号行政法规《防疫接种制度》[①] 两条行政法规也分别于 2008 年 6 月 28 日、8 月 27 日生效。

2）具体措施

2005 年 4 月，特区政府成立流感大流行预防应变统筹小组，澳门卫生局为成员之一。该小组制订了流感大流行的预防应变计划，包括监测、防疫接种、抗病毒药物、阻延传播、维持医疗服务、维持基本社会服务、信息沟通及恢复等措施，作出及时、实质性和操作性准备，并按照疫情发展阶段和情境，通过多部门协作和社会动员，推动落实预防应变措施。为应对传染病隔离病区和康复照护设施的需求，澳门特区政府兴建具备传染病隔离功能的仁伯爵综合医院专科大楼和路环岗顶传染病康复中心，并将结核病防治中心纳入仁伯爵综合医院管理，提升胸肺疾病治疗的专业水平。除此之外，澳门特区政府采取多项措施应对传染病（见表 4-2）。

---

① 已被第 5/2022 号行政法规《防疫接种制度》废止。

表 4-2　澳门传染病控制采取措施

工作方向	采取的措施
登革热	2001 年，澳门经历了首次登革热的流行，当年共录得 1400 多个案例。澳门卫生局采取以清除孳生源为核心的 7 项综合预防策略，在 2002 年全面达成各项预防目标。在 2003 年局部暴发时也能迅速控制，成功阻断疾病的进一步传播。近年来，相关的预防工作持续进行，使登革热疫情得到有效的控制
禽流感	2001 年，澳门首次出现禽流感病毒，特区政府实时成立跨部门应变小组，整合多个公共部门的力量，提出中断传播途径和消灭传染源的建议，防止该病在本地区的传播。澳门卫生局按照 WHO 的建议，加强高危人群的常年流感疫苗接种，以及制定与发放公众场所预防禽流感的指引，更通过大众媒体进行宣传教育，维持必需医疗物资的基本储备，其下辖的公共卫生化验所也建立并具备了流感病毒的培养和鉴定能力
SARS	2003 年年初，针对全球暴发 SARS，澳门卫生局迅速向公众发出预防呼吸道传染病的警报和预防须知，加强分流和隔离的应变措施，以及加强各出入境口岸的卫生管理。此外，通过加强健康教育，推广预防 SARS 知识，发动小区参与，组织多次大型清洁活动
甲型 H1N1	2009 年，为防范甲型 H1N1 流感，流感大流行预防应变统筹小组制定多项措施，包括启动公共卫生突发事件联络机制，加强各口岸的防疫监测工作，重启外港码头、机场和关闸入境旅客的健康报告措施，启动仁伯爵综合医院分流区及特别急诊。此外，澳门卫生局也为医务人员举办多场讲解会，制作专题网页，以及与其他政府部门协商，发放最新疫情短信等，并持续坚守口岸、学校、医疗机构及个人四道防线，阻延病毒进入澳门。另一方面，澳门卫生局通过与国家卫生健康委、香港卫生署、美国疾病预防控制中心联系，开展甲型 H1N1 流感病毒检测技术交流，掌握了快速确定性检测的技术
疫苗接种	由 2007 年 9 月开始，防疫接种计划在原先 9 种疫苗的基础上增加 2 种疫苗，即水痘疫苗和 b 型流感嗜血杆菌疫苗，能预防婴幼儿感染水痘、脑膜炎及肺炎等疾病，使澳门防疫接种计划所涵盖的病种更全面

2016 年澳门卫生局将寨卡病毒列入传染病范围，并首次将季节性流感的接种对象扩大至澳门居民，举行大型公共卫生事件的三地合作演习。2017 年澳门特区政府计划优化传染病警示级别标准，加强季节性流感、禽流感、登革热等严重传染病的防控和卫生教育工作，鼓励居民接种季节性流感疫

苗。完善区域间的联防联动机制，加强人员的培训和演练。强化处理灾难事故的公共卫生策略和运作机制，保障居民生命健康，加强对艾滋病和结核病高危人群的监测，公共卫生临床中心随时可用于收治传染病病人。

澳门地区的疫苗接种覆盖率一直保持在较高水平。其中卡介苗第一剂接种率接近 100%，其他疫苗接种率也全部超过 90%，明显高于全球平均水平（见表 4–3）。

表 4–3　澳门疫苗接种率和其他地区的比较

（单位：%）

地区	澳门					西太平洋地区	全球
年份	2015	2016	2017	2018	2019	2018	2018
卡介苗第一剂	99.6	99.4	99.7	99.6	99.4	96.0	89.0
百日咳、白喉及破伤风三联疫苗第三剂	97.9	97.8	98.3	98.1	97.9	93.0	86.0
脊髓灰质炎疫苗第三剂	97.9	97.8	98.3	98.1	97.9	95.0	85.0
乙型肝炎疫苗第三剂	98.0	97.9	98.4	98.2	98.1	90.0	84.0
b 型流感嗜血杆菌疫苗第三剂	96.7	96.8	97.4	97.1	97.4	23.0	72.0
肺炎链球菌结合疫苗第三剂	96.4	96.6	97.4	97.0	97.4	13.0	47.0
水痘疫苗第一剂	95.8	96.3	96.8	97.1	97.1	—	—
含有麻疹的第一剂疫苗（MMR 疫苗）	97.5	97.5	97.6	97.8	97.6	95.0	86.0
含有麻疹的第二剂疫苗（MMR 疫苗）	94.4	95.1	95.2	96.0	96.3	91.0	69.0
人类乳头状瘤病毒疫苗第一剂	91.5	92.0	92.2	94.9	98.2	—	—

数据来源：澳门卫生局。

3）传染病公共卫生服务提供

结核病防治中心对澳门结核患者提供诊疗服务。2019 年门诊量为 14474 人次。近年结核病防治中心的门诊总数变化不大，由于结核病控制较好，其中初诊数略有下降，由 2009 年的 3012 次下降到 2019 年的 2560 次（见表 4–4）。

表 4–4　2009—2019 年结核病防治中心门诊数量

（单位：人次）

年份	2009	2010	2011	2012	2013	2014	2015	2016	2017	2018	2019
门诊总数	14263	14412	13270	12921	13768	13751	12845	13270	13444	12790	14474
初诊	3012	3095	2780	2394	2562	2440	2311	2257	2493	2180	2560
复诊	11251	11317	10490	10527	11206	11311	10534	11013	10951	10610	11914

数据来源：澳门卫生统计年鉴。

澳门卫生局特别预防服务小组设立的艾滋病咨询热线，除了供市民预约进行艾滋病病毒检测外，还会为市民提供艾滋病基本知识、咨询和情绪辅导服务，近 7 年来艾滋病咨询服务数量逐渐增加，2019 年全年提供咨询服务 1074 人次，较 2013 年增加 76.4%；其中热线咨询共 612 人次，较 2013 年增加 138.1%；而亲临咨询则有 462 人次，较 2013 年增加 31.3%（见表 4–5）。

表 4–5　2013—2019 年艾滋病咨询服务

（单位：人次）

年份	2013	2014	2015	2016	2017	2018	2019
咨询总量	609	581	626	629	933	981	1074
电话咨询	257	243	264	335	511	569	612
亲临咨询	352	338	362	294	422	412	462

数据来源：澳门卫生局：《统计年刊》。

4）蚊的控制

为降低寨卡病毒及登革热传播的风险，澳门卫生局持续加强澳门各卫生黑点灭蚊。为掌握白纹伊蚊的户外孳生活动及分布情况，澳门卫生局自 2002 年起常规放置诱蚊产卵器进行监测，现时澳门共有约 860 个诱蚊产卵器，澳门卫生局每月会收集诱蚊产卵器统计阳性率并计算指数。澳门卫生局官网会定期发布诱蚊器产卵指数，如果指数过高，澳门卫生局会提醒民众注意环境卫生，清除工作地点和家居周围环境的积水，杜绝蚊虫孳生，预防登革热。

近年来，澳门的成蚊控制工作数量不断上升，由2009年的233270次上升到2019年的535974次，增长率为129.8%。澳门蚊害的控制力度持续加大，为传染病的预防作出了突出贡献（见图4-1）。

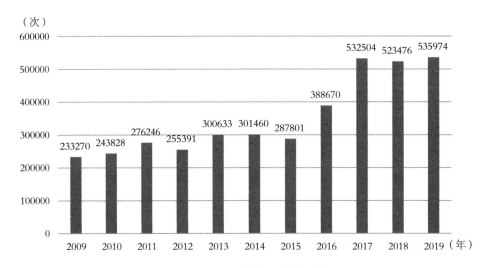

图4-1　2009—2019年澳门蚊害的控制工作量

数据来源：澳门卫生局。

澳门蚊的监测点数量也在不断上升，由2009年的110个增长到2019年的140个，增加了27.3%（见图4-2）。

5）传染病控制效果

澳门取得了较好传染性疾病控制效果。虽然近年来传染病的发病率波动较大，近几年有所上升，2008年必须报告个案为3260宗，占总人口的0.6%。2019年，澳门卫生局接获22392宗必须报告疾病个案，占澳门总人口的3.29%。但主要是流行性感冒（14749宗）及肠病毒感染（5165宗）。澳门肺结核整体控制情况良好。2019年报告的肺结核患者数量为320人，比2008年明显降低（见表4-6）。

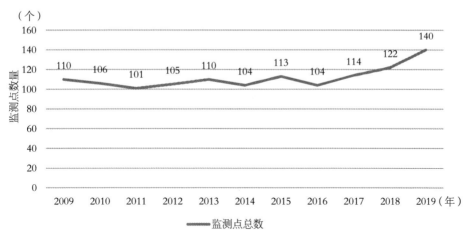

图 4–2 2009—2019 **年澳门蚊的监测点数量**

数据来源：澳门卫生局《统计年刊》。

表 4–6 2008—2019 **年澳门报告肺结核数目总量**

（单位：人）

年份	2008	2009	2010	2011	2012	2013	2014	2015	2016	2017	2018	2019
结核病患者数	356	301	361	328	371	379	335	330	298	324	279	320

数据来源：澳门卫生局：《统计年刊》。

近年艾滋病新发患者数量整体控制得较好，个别年份出现小幅增长。艾滋病病毒感染个案 2018 年新增 37 宗，2019 年新增 66 宗（见表 4–7），有所回升。截至 2019 年年底共有 743 宗个案，男性感染者占 56.9%。按感染途径统计，通过异性性接触感染的占 28.6%。

表 4–7 2009—2019 **年澳门艾滋病新发患者监测**

（单位：人）

年份	2009	2010	2011	2012	2013	2014	2015	2016	2017	2018	2019
艾滋病新发患者数	17	27	21	33	28	48	39	45	33	37	66

数据来源：澳门卫生统计年鉴。

（2）慢性非传染性疾病的预防

澳门卫生局采取一系列措施加强主要致死疾病，尤其是肿瘤、心血管疾病和呼吸系统疾病的预防工作。澳门卫生局不断完善癌症病人的诊治及相关的配套支持服务，设立主要为癌症病人服务的疼痛门诊；癌症病人资源中心已于 2011 年 5 月开始运营，旨在为癌症病人及家属提供护理／康复咨询、心理咨询、同行小组、营养咨询、社工咨询等。2010 年澳门政府成立了慢性病防治委员会，分成优先针对癌症、心血管疾病、糖尿病及慢性呼吸道疾病等四个小组开展防治工作。通过开展一系列的宣传工作教导病人、家属掌握应对和照护疾病的技能，有效协助病人自我监察病情、增加健康知识和改变其生活习惯，同时也可减少病人使用医疗服务的次数。卫生部门已加强推广慢性病人的自我管理，完善"自家健康，自家管理"计划，对澳门居民进行大肠癌筛查，着手编制适合澳门居民的健康饮食指南。

各卫生中心开展健康促进工作，根据辖区人群特征制定不同人群的系统健康教育计划；开展多形式的健康教育，对重点人群进行小区干预，改变不良的生活行为；开展慢性病的筛查、监控、干预，并有计划地进行管理；对特殊高危人群进行健康普查；为 13 岁或以上成人提供健康检查（包括入学、入职、申请驾驶执照等体检），常见疾病的预防及诊治，必须的化验辅助检查，慢性病的定期跟进及治疗，转诊专科门诊等服务。

2. 妇幼保健服务

澳门的妇幼保健服务由初级卫生保健机构提供，卫生中心提供的服务包括：儿童保健、妇女保健、产前保健、学校保健和托儿所保健等。近年来，澳门政府巩固初级卫生保健系统，增设妇科扫描仪器、开展妇科扫描计划、完善妇女宫颈癌的筛查工作。在产前诊断组的基础上，澳门卫生局于 2006 年成立产前诊断中心暨母胎医学中心，通过产前门诊、产前咨询及唐氏综合征筛查门诊等检查，以减少新生儿出生缺陷及提高澳门人口素质。2015 年澳门扩大新生儿听力筛查，澳门卫生局设立儿童综合评估中心。专科卫生护理体系持续完善儿童综合评估中心所提供的服务，支持高等院校培养语言治疗师和加强人员培训。澳门卫生局推广其他政府部门及私营机构设立母乳喂哺室，推出《友善工作间约章》，鼓励产后复工母亲继续喂哺母乳。

3. 食品安全

2008 年 9 月，澳门政府在禽流感应变统筹小组的基础上，将统筹范围扩展至所有食品，通过设立"食品安全统筹小组"[①]，持续加强检验检疫及跨部门协作，更有效地对食品安全进行协调监管。

4. 急救服务

从 2001 年开始，仁伯爵综合医院不断开展新的服务，包括扩充急诊部以及设立急诊药物部，增设了急诊分流。为实现急诊专科化，澳门卫生局已确立急诊专科医生培训的策略，并调整急诊部人力资源，停止从各卫生中心抽调非专科医生到急诊部值班，建立全职的急诊部医疗队伍。急诊部拥有一支固定的医疗队伍，前线医生以非专科医生为主。在改善医院急诊部的分流程序，确保有紧急需要的居民能够获得快捷的急诊服务，澳门卫生局于 2006 年下半年开始实施急诊新分流制度，将就诊者分为紧急、半紧急和非紧急三类，紧急的可以实时得到救治，而半紧急的则可在 30 分钟内得到处理。2008 年仁伯爵综合医院急诊室完成首阶段的扩建工程，观察室床位由原来的 12 张增加至 25 张，院方对急诊部人手进行适当的调配，于同年 6 月 6 日投入运行。

5. 健康城市的申办

"健康城市"的目标是提高居民的参与意识，动员居民参加各种对健康有益的活动，致力去除和改善影响自然与社会健康环境的危险因素。在远离疾病和污染的前提下，提高城市的健康水平、福利状况以及美化自然环境，

---

① "食品安全统筹小组"于 2008 年设立，由行政法务司司长负责协调，成员包括民政总署、卫生局、经济局、新闻局的领导层及技术人员。目的为加强跨部门之间的沟通合作，协调食品安全的监管，持续加强对食品的检验检疫及流通环节管理。2013 年，澳门市政署成立"食品安全中心"，"食品安全统筹小组"同时撤销。

并提倡健康的生活模式，以达到健康的人群居住在健康社会和健康环境的理想状态。

2004 年 6 月 13 日，由行政长官和 WHO 西太平洋区区域总监主持"健康城市"启动仪式，标志着澳门成为一个由 WHO 倡议的"健康城市"，并由此开展一系列的"健康城市"计划。健康城市委员会将具体工作分成 6 个专责工作组，分别是卫生服务、城市建设、小区环境、小区安全、健康生活促进和食品安全。

卫生服务方面的工作有艾滋病防控、精神健康、烟草控制、慢性病管理。城市建设方面的工作有关于环境污染、废物处理的工作，执行城市规划、旧区重整以及兴建基础设施，也负责关于文化遗产保护、再生水发展规划及推广等工作。同时每年推出"健康城市活动资助计划"，鼓励民间社团和学校开展促进健康的教育活动，以提升居民健康意识，推行健康生活。健康城市委员会在小区环境方面的工作有健康大厦计划、登革热预防。健康大厦活动自 2006 年开展至 2014 年，已完成了第一期及第二期计划，累计有218 幢大厦被接纳为"健康大厦计划"成员。小区安全方面的工作有职业安全健康教育和培训、宣传和推广、监察和执法，预防和打击犯罪，交通安全推广，伤害监测和伤害预防宣传教育。健康生活促进方面的工作有在校园推广健康饮食，推行倡导健康小卖部计划、水果 FUN 享日、牛奶和豆奶计划，推出"澳门中小学生健康教育指导平台"①和"儿青健康工具箱"，评估"网络成瘾及隐蔽青年服务先导计划"②，为青少年提供适宜与贴切的服务，落实长者服务十年行动计划短期阶段措施等。食品安全方面的工作有针对时令性食品和常规食品进行检测，收集及整理与食源性有关危害人体健康的相关信

---

① 由澳门教育及青年发展局提供，以协助老师、家长及学生了解学生健康状况发展的信息平台。老师可于校内安排学生身体检查（如身高和体重），安排学生填写生活习惯记录表。

② 澳门社会工作局推出的《隐蔽及网络成瘾青年服务先导计划》，邀请获资助的非营利性社会服务机构承办，回应有关"隐蔽"（生活在狭窄空间，逃避现实社会）及"网络成瘾"青年的特别需要，协助青少年提高健康生活意识，倡导家长关注子女行为。

息，联合巡查携带回澳未经检疫肉类及蔬菜类物品，在巡查过程中传达食品生产时的食品安全及卫生意见，重点向业界及居民进行食品安全教育和培训。

6. 控烟

特区政府通过立法、执法、教育宣传、鼓励戒烟等多管齐下的方式，推动澳门无烟环境的建设。为保护居民免受二手烟雾的危害，特区政府分阶段在公共室内场所和部分室外公共场所实施禁烟措施。同时积极通过推广烟害宣传和教育，让居民认识到烟草危害，鼓励居民远离烟草，吸烟人士尽早戒烟。

（1）澳门采取的控烟措施

1）立法

2004 年起澳门卫生局开始研究修改第 21/96/M 号法律《吸烟的预防及限制制度》。在修法倡议、咨询、研究、条文起草、修订、跟进及审议等立法前期工作中，特区政府面对各种各样的困难和挑战，经过各方努力、协调和配合，通过将近八年的修订，新的控烟法律即第 5/2011 号法律《预防及控制吸烟制度》（以下简称《新控烟法》）于 2011 年 4 月 18 日通过立法会的细则性审议，于 2012 年 1 月 1 日起实施。《修改第 5/2011 号法律〈预防及控制吸烟度〉》已于 2017 年 7 月获立法会通过，行政长官颁布了第 9/2017 号法律《修改第 5/2011 号法律〈预防及控制吸烟度〉》，于 2018 年 1 月 1 日起生效。

特区政府按"健康促进、先易后难、循序渐进"的原则，分三阶段落实和推行控烟工作，尤其通过立法执法方式保障青少年及居民大众免受二手烟雾的危害。

第一阶段，2012 年 1 月 1 日，《新控烟法》正式生效，澳门大部分室内公共场所、室内工作间、所有公共交通工具，部分室外公共场所，以及为 18 岁以下人士而设的场所实施全面禁烟，主要目标是保护青少年及居民大众的健康，免受二手烟雾的危害。

第二阶段，自 2013 年 1 月 1 日起，娱乐场实施禁烟，但可依法经许可后设立不超过公众使用区域总面积 50% 的吸烟区。2014 年 10 月 6 日，特区政府听取意见，采取娱乐场中实施全面禁烟，但可设立具独立抽风系统的吸烟室，以及贵宾厅在采取完整分隔措施后，仍可继续维持设立吸烟区或吸烟室的措施。与此同时，特区政府积极通过巡查执法，抽查检测空气质量，加强与业界沟通，又要求博彩企业必须向吸烟区员工提供疾病预防及健康保障的特定措施，以贯彻娱乐场控烟政策，提升对博彩从业员职业安全和健康的重视。根据第 141/2014 号行政长官批示重新公布第 296/2012 号行政长官批示的附件《关于娱乐场吸烟区应遵要求的规范》和《关于吸烟室的指引》，截至 2020 年 12 月 31 日，共有 40 间娱乐场已获行政长官许可设立吸烟室，合计 750 间吸烟室。

第三阶段，2015 年 1 月 1 日，澳门酒吧、舞厅、蒸气浴室及按摩院实行禁烟，各执法部门通过紧密的合作机制协调执法，同时又开展相应的宣传教育工作，提升场所人员对执法的配合度。

基于《新控烟法》的实施情况，特区政府于 2015 年 7 月 1 日向立法会提交了《修改第 5/2011 号法律〈预防及控制吸烟制度〉》法案（最初文本）。当中主要建议修法内容包括：①将电子烟纳入管理；②扩大禁止吸烟范围；③增加禁止销售烟草制品地点；④限制烟草制品的展示；⑤提高违法行为的罚款金额。第 9/2017 号法律《修改第 5/2011 号法律〈预防及控制吸烟制度〉》已于 2018 年 1 月 1 日生效，禁止吸烟范围扩大至由主管实体划定的距离标示集体客运车辆停车处（巴士站）10 米范围内；同时，违法吸烟（包括违法吸食电子烟）罚款也增加至 1500 澳门元。

2）促进健康宣传教育

《新控烟法》明确指出，《预防及控制吸烟制度》的主要目的之一，是提升公众的健康意识。按法律要求，澳门卫生局通过第 34/2011 号行政法规、修改第 81/99/M 号法令，在一般卫生护理体系下设立预防及控制吸烟办公室（以下简称"控烟办"），其主要职能是促进健康、宣传烟草消费的危害和戒烟重要性，推广健康信息，举办教育活动等。

政府部门持续与民间社团合作，致力推广相关法律，通过举办讲座、小区大型活动，向业界、团体和广大居民宣传《新控烟法》及其修订内容，全民携手合作推广无烟工作。澳门卫生局针对不同级别和群体，提供及制作难易度不同的健康教育辅导教材，通过从小灌输烟害信息，促进青少年身心健康。控烟办与各卫生中心学校保健组人员相互协作，派人员到学校举办中小学生烟害讲座。控烟办于每年的"世界无烟日"期间均召集社团义工，派人员在澳门多个小区站点，轮流设置烟害咨询站。为更好地向居民提供专业及丰富的控烟信息，澳门卫生局设立了"烟草控制资讯网"（http://www.ssm.gov.mo/smokefree）专页，并以此作为平台，向居民大众发布本地及外地的控烟信息。网站内容丰富，包括最新的控烟新闻消息、宣传推广计划及活动、控烟相关法规、统计资料和宣传品下载等。作为旅游城市，澳门向每位入境旅客发放《新控烟法》的手机信息，与治安警察局合作，在旅客入境时将控烟小单张夹在其护照内，于各口岸放置大型宣传控烟广告牌和播放相关的广告，在来往港澳的船只上播放控烟宣传广告，在出租车椅背上放置控烟广告牌等。

3）巡查及执法

根据《新控烟法》第二十八条的规定，控烟执法的监察实体包括四个政府部门：澳门卫生局、民政总署、治安警察局和博彩监察协调局。按法律规定及赋予的职权，联同相关执法实体，相互协调、配合及共同执法。在建立联合行动机制后，通过举行内部协商会议协调联合执法行动，根据禁烟场地及个案制订行动计划。

控烟办的控烟执法策略包括常规巡查、突击巡查、黑点巡查、特别巡查及联合巡查等方式。2012年1月到2019年12月，控烟执法人员共巡查场所2294118间次，巡查场所总数逐年增长。随着《新控烟法》的不断推行，年检控个案数不断下降（见表4-8）。

表 4-8 2012—2019 年的巡查统计

（单位：个）

年份	巡查场所总数	检控总个案数
2012	241202	8420
2013	173953	7907
2014	271069	7820
2015	289300	6992
2016	315020	6804
2017	326977	6759
2018	341951	5616
2019	334646	5357
合 计	2294118	55675

数据来源：澳门卫生局官网。

在检控个案中以违法吸烟为主，但每年的违法吸烟行为个案逐渐降低。2019 年的检控个案为 5357 个，其中违法吸烟行为有 5320 个，占总数的99.3%。其中以男性为主（4948 宗，占 93.0%），当中澳门游客居多（3533 宗，占 66.4%），其次为澳门居民（1593 宗，占 30.0%）和少数外地雇员（194 宗，占 3.6%）。澳门本地居民违法吸烟行为不断下降，但游客违法吸烟行为波动较大，甚至在 2017 年超过澳门本地居民个案数，2018 年出现顶峰（见表 4-9）。

表 4-9 2012—2019 年的检控个案统计

（单位：个）

年份	违法吸烟行为						其他违反新控烟法的相关行为	检控总个案数
	以性别分类		以身份分类			小计		
	男	女	澳门居民	游客	外地雇员			
2012	7849	567	5454	2764	198	8416	4	8420
2013	7325	532	5506	2145	206	7857	50	7907
2014	7233	556	4736	2768	285	7789	31	7820
2015	6462	491	4244	2403	306	6953	39	6992

年份	违法吸烟行为						其他违反新控烟法的相关行为	检控总个案数
	以性别分类		以身份分类			小计		
	男	女	澳门居民	游客	外地雇员			
2016	6296	502	4138	2383	277	6798	6	6804
2017	6309	429	3148	3255	335	6738	21	6759
2018	5194	405	1671	3766	162	5599	17	5616
2019	4948	372	1593	3533	194	5320	37	5357
合计	51616	3854	30490	23017	1963	55470	205	55675

数据来源：澳门卫生局官网。

　　控烟热线提供投诉、查询及意见收集等服务。居民可通过留言提供欲投诉的地点及时间，热线人员会在第二天按照留言者留下的电话号码进行回复，确认投诉数据。控烟办在接获投诉来电后，会将投诉转介至执法人员，由执法人员跟进巡查。2018—2020 年共接获 14469 个来电，其中 71.9% 涉及投诉，投诉个案以"禁止吸烟地点吸烟"为主，占 98.3%。以投诉场所性质分析，被投诉最多的场所依次为娱乐场（68.1%）、餐饮（7.8%）、住宅大厦公共范围（5.1%）、属公共部门管理的公园、花园及绿化区（4.5%）、商业／工业大厦公共范围（2.8%）等。自 2019 年 1 月 1 日机场及娱乐场只准设立符合法定标准且获得许可的吸烟室后，娱乐场违法吸烟的投诉由 2018 年的 5887 宗大幅度下降至 2019 年的 1490 宗，下降幅度为 74.7%。

　　4）控烟效果

　　调查结果显示，2019 年整体烟草使用率为 11.2%，男性烟草使用率（21.9%）远高于女性烟草使用率（2.4%）；与过去历年相比，整体烟草使用率由《新控烟法》生效前（即 2011 年）的 16.9% 下降至 2019 年的 11.2%，相对下降了 33.7%；男性烟草使用率由 2011 年的 31.4% 下降至 2019 年的 21.9%，相对下降了 30.3%；女性烟草使用率则由 2011 年的 3.8% 下降至 2019 年的 2.4%，相对下降了 36.8%；距离 WHO 倡议在 2025 年各地烟草使用率应相对下降30%的目标越趋相近（见表4-10）。

表4-10 控烟监测（澳门人口的烟草使用情况）

（单位：%）

年份	2009	2011	2013	2015	2017	2019
总体烟草使用率	16.0	16.9	16.4	15.0	12.2	11.2
男性烟草使用率	29.9	31.4	30.3	26.8	23.2	21.9
女性烟草使用率	3.0	3.8	3.8	3.7	2.7	2.4

注：2008年及2009年的调查对象为澳门14岁及以上人士；2011年以后的调查对象调整为澳门15岁及以上人士。

数据来源：澳门统计暨普查局。

根据2015年澳门青少年烟草使用的调查结果，澳门13—15岁青少年的烟草使用率为6.1%，按男女性别分析，澳门13—15岁青少年的烟草使用率分别为6.7%、5.5%。2005—2019年，澳门青少年总体烟草使用率不断下降，从11.9%下降到3.8%，控烟效果十分显著（见表4-11）。

表4-11 澳门13—15岁青少年的烟草使用情况

（单位：%）

年份	2000	2005	2010	2015	2019
总体烟草使用率	7.6	11.9	9.5	6.1	3.8
男性烟草使用率	9.0	12.8	8.2	6.7	—
女性烟草使用率	5.9	11.0	10.9	5.5	—

数据来源：《澳门青少年烟草使用调查》《〈预防及控制吸烟制度〉跟进及评估报告2018—2020)》。

7.采供血

捐血中心是澳门特别行政区政府卫生局下属一个厅级部门，也是澳门唯一提供血液、血液成分及输血服务的机构。捐血中心成立于1988年，运作经费完全由澳门政府承担，并免费供应血液成分给澳门医院所有有需要的病人。捐血中心所提供的血液和血液成分的质量控制按欧洲输血委员会的标准管理。

捐血中心致力于提高血液供应的安全性和充足性目标来开展各项工作。通过全自动检验系统的设计和验证，以及国际标准化的认证，不断完善部门内部运作和流程，严格控制质量水平，捐血中心于 2003 年 7 月获取 ISO9001:2000 质量管理体系的认证。同时通过组建义工队、加强阴性血的收集、延长服务时间等措施，持续提升专业水平。2008 年澳门主办了第 30 届国际输血全球大会，与来自世界各地近 3000 名与会者分享经验。

二、患者就医途径

通常情况下，病人的第一次卫生保健是与卫生中心的全科医生联系的，病人同样也可以在私人保健诊所寻求治疗。如果病人病情比较复杂，卫生中心的资源（设备和技能）不足，中心也会将病人转到专科医院去治疗。通常全科医生会为病人提供一封推荐信，这样病人就可以跟专科医疗机构预约。仁伯爵综合医院是转诊制，患者必须拿到卫生中心或者其他私人保健诊所的转诊证明才可以去仁伯爵综合医院预约门诊服务。如果病人没有全科医生的推荐直接去仁伯爵综合医院门诊看病，医生是不会受理患者的（急诊服务除外）。如果遇到澳门当地医疗机构无法处理的疾病，可以由仁伯爵综合医院主治医生进一步评估后开具送外诊治的申请，送往香港或者内地医疗机构进行就诊，澳门卫生局负责相关治疗费用。

在澳门卫生保健体制内，如果一名女性由于关节炎需要进行髋关节置换，她就要采取如下一些步骤：

①她首先要去卫生中心或者私立初级保健机构看一名初级保健医师，卫生中心的服务是免费的，也可以使用医疗补贴券去政府签订协议的私立非营利或营利性诊所就诊，初级保健医师会开具转诊信推荐她到医院关节炎科就诊。

②初级保健医师可开具任何需要的治疗药物。

③她会被转诊到仁伯爵综合医院或者政府间签订了关于卫生保健提供协议的其他私立医院（镜湖医院或者澳门科技大学医院）。

④她可以选择直接去私立医院（镜湖医院或者澳门科技大学医院）；她必须自付在私立医院的治疗费用。

⑤她转诊去仁伯爵综合医院看门诊的服务流程为：预约→登记→候诊→就诊→缴费／盖印／预约，其中预约须出示挂号卡（俗称金卡）；医生转诊信（除部分专科外，其他专科均须携同医生签发的转诊信；而有关复诊的预约将在就诊期间由医生安排）。

⑥她在仁伯爵综合医院就诊当天需要到登记处登记及出示身份证明文件；挂号卡（俗称金卡）；门诊预约便条；或者其他资料：如卫生护理证（适用于公职人员或其家属受益人）；医疗卡（适用于与澳门卫生局签订协议部门的工作人员）；或卫生护理证和相关的证明文件（适用于享受"免费医疗"的人士）。

⑦她在就诊时需要注意：一般医生转诊信有效期为180天（转诊现职公务人员到镜湖医院指定专科门诊为60天）；缺席门诊后重约期限为180天（初诊以转诊信有效期计算，复诊由缺席日起计算，皮肤科旧症患者于一年内可重约）；如超过以上所指期限的转诊或重约申请，需返回转诊机构重新评估。此外，如持私营医疗机构或诊所医生签发的转诊信，至仁伯爵综合医院大堂挂号处办理，转诊信将交门诊主任评估后再以电话通知约诊安排。

⑧她再等待住院和手术。

⑨如果由于仁伯爵综合医院或其他私立医院缺乏人力资源或技术资源无法对她进行手术，她可以经仁伯爵综合医院专科医生评估后转往外地就医，具体流程为：按第24/86/M号法令因本地缺乏人力资源或技术资源，由主诊医生提交建议书给部门。呈院长查阅后转到送外诊治委员会审批；委员会批核后由办公室职员以传真或电话形式向外送医院约期；委员会秘书通知患者到来领取往外地就医文件及相关数据（如病历、照片等）；患者到达被转诊的医院进行登记手续；再由当地医生提供患者门诊／检查／入院及出院，并将检查结果及复诊日期填写在送外诊治委员会的文件上，带回送外诊治委员会办公室预约下次领取往外就医的文件。

仁伯爵综合医院的医疗服务承诺包含以下内容：

①急诊服务：居民到达急诊登记处后，一般可于 10 分钟内完成挂号登记，预设达标率为 90%。

②门诊服务：已预约门诊的居民到达登记处后，可于 10 分钟内完成门诊登记，预设达标率为 95%。

医院门诊服务，于下列时间内完成医疗费结算及检验预约服务：繁忙时段上午 10 时至中午 12 时，下午 3 时至 5 时，可于 25 分钟内完成，预设达标率为 90%。非繁忙时段上午 8 时 30 分至 10 时，中午 12 时至下午 3 时，下午 5 时至晚上 8 时，可于 20 分钟内完成，预设达标率为 90%。

③住院服务：经门诊安排住院的患者，公共关系室接获通知后，8 分钟内可派人员抵达门诊并引领患者及家属到本室办理入院手续，预设达标率为 92%。

④专科门诊药物服务：到专科药房交处方后，可于 25 分钟内领取药物，预设达标率为 85%。

三、初级卫生保健服务

（一）公立初级卫生保健服务

1. 澳门初级卫生保健服务的由来

1984 年，为实现 WHO 在《阿拉木图宣言》中提出的目标："健康是基本人权，应在公元 2000 年以前达至全民健康"，澳门政府引入了初级卫生保健的概念，设立卫生中心作为初级卫生保健工作的基本单位。宣言中强调，"健康保障"的定义，不应限于疾病或病弱的清除，并且应该追求身体、精神与社会福利的完整状态。因此，为改善澳门居民的健康状况及完善社会的医疗福利，澳门政府在澳门范围内设立卫生中心，为澳门居民提供免费初级卫生保健服务。

2. 卫生中心构架

为达到与小区团体之间的紧密联系，增强各政府部门和民间团体的沟通。在 1999 年，由政府颁令各卫生中心成立 1 个小区卫生委员会，由卫生中心主任担任主席，成员包括卫生中心的护士长，公共卫生医生、全科医生，民政总署、保安部队和社会工作局等代表各 1 人，再加上各中心所属的街坊会代表、私立学校老师代表等。其设立的目的是协调政府和民间的力量，营造健康的小区环境，提高小区的卫生和生活质量。

3.澳门初级卫生保健服务概况

澳门卫生局自 1985 年起制定为本地区居民提供初级卫生保健服务的政策，经过不同阶段的发展，包括起始阶段、成熟阶段到目前的持续发展阶段，在硬件方面完成了覆盖整个地区、具备基本适当设施和设备的卫生网络。

初级卫生保健工作在维持和促进本地区良好的健康指标方面发挥了应有的作用。初级卫生保健工作主要包括以个人和家庭为单位的个人化医疗护理，以群体和小区的照护为基础，通过在小区内与小区成员一起，以服务小区为宗旨而开展的第一线卫生保健服务，并以普及、可及、连续、综合、协调和预防为导向，以小区参与、人性化为特点，从而达到预防疾病、促进健康的重要策略。

（二）私立初级卫生保健服务场所

澳门有不少的医疗机构是由民间的社团、机构或宗教组织所设立的。其中较具规模的有：

同善堂诊所——早期主要免费提供中医、中药及跌打门诊。近年增设了西医部，还添置了 X 光、心电图及化验设备。其经费主要由同善堂诊所向社会人士募捐得来。

工人医疗所——由工联会设立，目前共有四间分诊所。主要向澳门的广大劳工阶层提供收费低廉的西医门诊和检验服务。近年增加了牙科、针灸、物理治疗等项目，使其服务范围更多元化。

街坊总会及坊众会医疗所——澳门多个坊众互助会均附设有医疗诊所，既有中医也有西医。而澳门街坊总会下属也有一所中医诊所及一所物理治疗诊所。

协同诊所——由基督教团体开设，具有慈善性质的诊所，近年也逐步发展扩大，除一般门诊外，也有化验、物理治疗等项目。

其他，如明爱属下的清安医所，澳门归侨总会附设的医疗诊所，等等。

（三）初级卫生保健服务提供现状

1. 卫生中心提供的保健服务

卫生中心为全体澳门居民提供初级卫生保健，与仁伯爵综合医院建立严格的双向转诊制度，宗旨是向其居民宣传健康及预防疾病。卫生中心的职能包括执行疫苗接种、定期与不定期项目评估、慢病管理、个人和家庭卫生护理、健康监测、卫生教育、病人转诊，其中全科卫生护理主要包括成人保健、妇幼保健（儿童保健、妇女保健、产前保健）、口腔保健；小区服务主要有托儿所保健、家庭视访、院舍服务、学校保健、健康教育；特别服务主要有：24小时传召、制定小区卫生指南（见表4–12）。

表4–12 卫生中心提供的服务

服务类型	服务项目	服务内容
全科卫生护理	成人保健	为13岁或以上成人，提供健康检查（包括入学、入职、申请驾驶执照等体检）、常见疾病的预防及诊治、必须的化验辅助检查、慢性病的定期跟进及治疗、转诊专科门诊。预防、诊断、治疗和减轻该年龄组人士的常见疾病及所引致的后果
	妇幼保健	为13岁以下儿童、妇女和孕产妇提供健康咨询、健康检查、健康教育、疫苗接种等服务，减少儿童的发病率及死亡率，促进儿童的健康成长和发育；使妇女能按照意愿去安排生育计划，降低孕妇、产妇及婴儿的发病率和死亡率，改善妇女及其家庭的健康和生活水平；通过妊娠期检查，保障整个妊娠期母婴的安全与健康
	口腔保健	提供牙齿健康检查，牙齿疾病治疗如拔牙、补牙、洗牙、根管治疗，以及为6岁小童作牙沟封闭。降低澳门人口（特别是儿童）的龋齿和牙周病的发病率

服务类型	服务项目	服务内容
小区服务	托儿所保健	检查及评估幼儿生长发育情况，按时接种疫苗
	家庭视访	经医院、社会工作局转诊或家人需求，按病情需要提供家居医疗服务
	院舍服务	对所属区内的机构，如老人日间中心、弱智人士院舍等，提供医疗服务，作定期身体检查，控制慢性病，预防残障及康复治疗
	学校保健	为在校学童作定期体格及口腔检查，疫苗接种及跟进预防接种情况，并推广健康教育。提高所有学童的健康水平，及早发现和治疗学童的健康问题，确保青少年儿童的健康成长
	健康教育	定期在卫生中心、学校及社团举办健康教育讲座；按个别需要提供个人保健；应小区发展的需要，推行各种不同的健康教育；制作及派发健康教育宣传海报和小册子；在候诊室内播放健康教育宣传短片
特别服务	24 小时传召	路环卫生站在非门诊时间提供护理及传召医生应诊服务，危重病人经初步处理后，召救护车送往医院作进一步治疗
	小区卫生指南	小区卫生指南于 2003 年 9 月 15 日起，正式供居民阅览使用，目前在各卫生中心及仁伯爵综合医院大堂均设置有小区卫生指南 小区卫生指南的内容分为三部分： 1. 小区卫生状况：自然环境、人口组成、小区健康指标、医疗服务设施； 2. 政府卫生系统：架构——显示澳门卫生局组织架构，政府卫生系统简介短片，专科服务——主要介绍仁伯爵综合医院的运作及提供的专科门诊服务，全科卫生护理下辖的部门包括：社区医疗卫生厅、捐血中心、药物事务厅及公共卫生化验所等，并新增有牌照注册数据查询——包括私人医务活动人员、综合诊所、药物专业活动专业人员、药物专业活动商号的搜寻功能； 3. 健康教育：通过内部网络作互动式的卫生教育，提供的资讯包括产前及产褥期保健、儿童健康、疫苗接种、妇女健康、家庭计划、长者健康、传染病、烟酒和药物安全及滥用、都市杀手病及常见疾病、牙齿疾病与健康、健康生活模式、环境与健康及其他等

2.初级卫生保健服务场所数量

近年来，澳门政府医疗机构和综合诊所数量稳步增长，但西医诊所、中医和牙医诊所均在2013年有所增长后呈现下降趋势。2019年澳门提供初级卫生保健服务的场所（包括卫生中心、私营诊所）共716家，比2018年增加29家；政府医疗机构有13家，私立场所有703家，其中综合诊所较2018年增加38家至364家，占私营诊所数目的51.8%，上升3.3个百分点（见表4–13）。

表4–13　澳门初级卫生保健服务场所数

（单位：个）

机构	2012年	2013年	2014	2015年	2016年	2017年	2018年	2019年
总数	675	720	697	708	719	702	687	716
政府医疗机构	10	10	10	13	14	14	15	13
私立诊所	665	710	687	695	705	688	672	703
其中：综合诊所	213	237	264	289	302	313	326	364
西医诊所	179	196	162	150	150	138	127	117
牙医诊所	64	62	65	60	57	52	45	44
中医诊所	205	211	194	194	193	182	172	175
其他	4	4	2	2	3	3	2	3

数据来源：澳门统计暨普查局：《医疗统计》。

3.初级卫生保健服务就诊人次

2019年澳门初级卫生保健服务总就诊者有4112.2千人次，同比增加4.5%。就诊服务类别方面，2019年全科就诊者较2017年增加5.4%至1227.0千人次，占总人次的29.8%，其次为中医（1142.9千人次）及口腔科/牙科（276.7千人次），不同就诊服务类别的就诊者人次2013—2019年来无明显变化（见图4–3）。

初级卫生保健服务场所类别方面，2019年澳门政府医疗机构就诊者达939.1千人次，同比增加4.7%，私立诊所有3173.1千人次，同比增加4.5%，

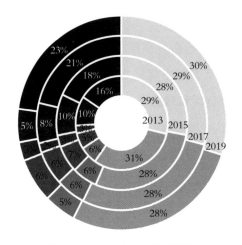

图 4-3 按初级卫生保健服务就诊类别统计的就诊人次数占比

数据来源：澳门统计暨普查局：《医疗统计》。

私立诊所提供了澳门近 80% 的初级卫生保健服务，其中综合诊所的就诊者数目占 72.1%（2289.1 千人次），较 2018 年上升 11.6 个百分点，表明综合诊所在澳门居民初级卫生保健服务提供中的重要地位（见表 4-14）。

表 4-14 按初级卫生保健服务场所类别统计的就诊人次数

（单位：千人次）

场所	2012 年	2013 年	2014 年	2015 年	2016 年	2017 年	2018 年	2019 年
总数	3404.2	3798.0	3977.3	3984.2	3974.7	4012.1	3935.2	4112.2
政府医疗机构	562.8	594.5	650.1	716.8	804.5	851.9	897.2	939.1
私立诊所	2841.4	3203.5	3327.3	3267.4	3170.2	3160.2	3037.9	3173.1
其中：综合诊所	1654.7	1910.0	2098.9	2085.7	2075.9	2086.8	2051.9	2289.1
西医诊所	509.3	557.7	546.4	461.0	447.1	388.4	387.1	354.0
牙医诊所	59.9	53.2	56.9	68.1	43.5	40.1	36.4	33.8
中医诊所	612.7	673.7	619.1	646.4	596.2	638.2	562.5	496.2

数据来源：澳门统计暨普查局：《医疗统计》。

4. 由初级卫生保健服务场所提供的中医治疗服务与辅助诊断及治疗服务

2019 年澳门接受初级卫生保健场所提供的中医治疗服务就诊者中，使用一般中医治疗服务的就诊者同比下降 0.9% 至 695.4 千人次，占总人次的 61%，其次为接受骨科 / 跌打治疗（237.0 千人次）和针灸服务（155.9 千人次），分别占 21%、14%（见图 4-4），骨科 / 跌打治疗就诊者数量 2013—2019 年来呈下降趋势，而针灸服务就诊者数量逐渐增长。

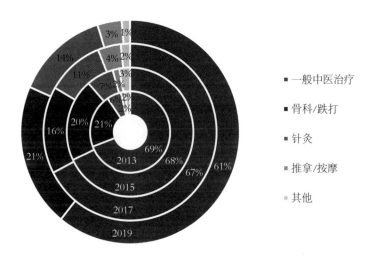

图 4-4　按中医就诊服务类别统计的初级卫生保健场所就诊者数量占比

数据来源：澳门统计暨普查局：《医疗统计》。

2019 年澳门各类医疗场所的中医就诊人次共 1418.8 千人次，同比增加 6.5%；其中医院门诊就诊者（200.9 千人次）、综合诊所就诊者（646.7 千人次）及卫生中心就诊者（75.0 千人次）分别增加 4.9%、26.4%、13.1%，而中医诊所就诊者（496.2 千人次）则减少 11.8%（见表 4-15）。

表 4-15　按提供中医治疗服务场所统计的中医就诊者

（单位：千人次）

场所	2015 年	2016 年	2017 年	2018 年	2019 年
总数	1383.6	1375.4	1391.4	1332.0	1418.8

场所	2015 年	2016 年	2017 年	2018 年	2019 年
其中：医院门诊	183.2	179.5	185	191.6	200.9
卫生中心	64.5	67.3	65.4	66.3	75.0
中医诊所	646.4	596.2	638.2	562.5	496.2
综合诊所	489.5	532.4	502.8	511.6	646.7

数据来源：澳门统计暨普查局：《医疗统计》。

2019 年澳门初级卫生保健服务场所共提供 532.0 千人次的辅助诊断及治疗服务，占总人次的 5.9%，较 2016 年（609.0 千人次）减少 12.6%。化验有 250.0 千人次，较 2016 年（339.5 千人次）减少 26.4%。普通 X 光检查有 88.9 千人次，占总人次的 5.9%。

四、专科医疗服务

（一）专科卫生保健场所及设施

仁伯爵综合医院、镜湖医院和澳门科技大学医院提供类似的、互补的服务。在必要时，仁伯爵综合医院还将病人转诊到香港、内地和镜湖医院。虽然三家医院都提供配有门诊和住院服务的专科医疗，但是只有镜湖医院拥有初级保健服务。

1.仁伯爵综合医院

（1）医院简介

仁伯爵综合医院于 1874 年 1 月 6 日建成启用，至今已 140 多年。为满足社会发展的需求，仁伯爵综合医院于 20 世纪 50 年代及 80 年代先后进行两次重建。于 80 年代中期开始吸纳符合资格的本地及内地华人医生专才，务求为广大居民提供更好服务，同时顺应澳门人口的快速增长与多元化的医疗服务需求。

目前，仁伯爵综合医院由 4 幢大楼组成，包括内外科大楼、妇儿科大楼、门诊大楼以及急诊大楼；占地 30963 平方米，建筑面积 72358 平方米。当中内外科大楼、妇儿科大楼以及门诊大楼是 80 年代重建的楼宇；急诊大楼则属随后的医院扩建计划，于 2013 年 10 月 23 日投入使用。

另外，仁伯爵综合医院设有 2005 年 12 月 16 日启用的氹仔精神科大楼。该大楼楼高四层，建筑面积 7040 平方米，集诊疗、康复、司法精神科服务及教学于一体。发展至今，仁伯爵综合医院已成为一所大型现代化综合医院，所提供服务包括急诊服务、门诊服务、住院服务、手术服务、康复服务、日间医院服务，以及近年开设的失智症诊疗中心及儿童综合评估中心的服务等。

在国际认证方面，仁伯爵综合医院于 2012 年首次获得澳大利亚健康服务标准委员会（ACHS）评审认可，全数通过临床医疗、支援服务以及机构行政合共 45 项评审准则。其后分别于 2016 年再次通过 ACHS 的复审，标志着澳门的医疗卫生服务品质已达到国际公认标准。

（2）医院组织架构

根据第 36/2021 号行政法规卫生局组织法，澳门卫生局下设有专科卫生护理副体系，包括仁伯爵综合医院、送外诊治委员会、社会工作部、公共关系室。仁伯爵综合医院由负责专科医疗卫生范畴的卫生局副局长领导，并由三名医务主任和一名护士总监协助其执行职务（见图 4-5）。

仁伯爵综合医院通过医疗部门和医疗辅助部门的职能单位提供医疗服务，并设有医生委员会、护士委员会等咨询机关；而医院行政厅则负责向医院提供物资及专门技术援助。

仁伯爵综合医院的主要医疗部门包括急诊部、门诊部、住院部、手术部、深切治疗部①（ICU）／冠心病深切治疗部（CCU）、日间医院共 6 个部门。医院除设有影像科、检验科、病理科及法医科等 4 个医疗辅助部门外，还有

---

① 深切治疗部，即重症监护病房 Intensive Care Unit（ICU），配备先进医疗监测仪器，由专业的医护人员 24 小时对危重病人进行持续监测和治疗。

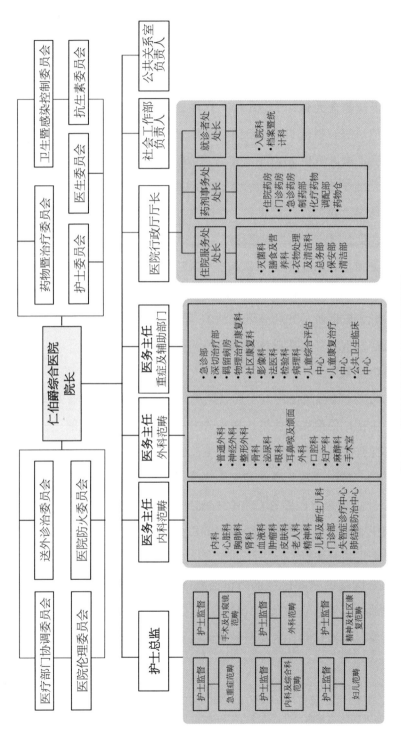

图 4-5　澳门仁伯爵综合医院管理架构

多个诊断及治疗辅助部门（中心），包括消化系统内窥镜检查室、肺功能检查室、泌尿科日间诊疗室、眼科诊疗中心、耳鼻喉科检查中心、心电图室、物理治疗中心、妇产科产前诊断中心、儿科心脏扫描及脑电图室、临床血液科等。医院主要行政和后勤部门包括医院行政厅、药剂处、住院服务处、就诊者处。

医院还设有送外诊治委员会、社会工作部、公共关系室。如因本地缺乏技术资源或人力资源而无法提供必需的医疗服务，送外诊治委员会审慎对每一项申请作出决议。送外诊治委员会是仁伯爵综合医院的附属部门，负责审批往外就诊申请。

医院咨询机关和技术委员会主要包括医生委员会、护士委员会、医疗部门协调委员会、药物暨治疗委员会、卫生暨感染控制委员会、抗生素委员会。

（3）主要医疗部门

1）急诊部

急诊部主要分为普通急诊、儿科急诊、妇产科急诊及离岛急诊站等，为紧急病患者、事故意外伤者及产妇等提供24小时诊治及留院观察等的急症服务。此外，设有特别急诊处理怀疑呼吸道传染病或流感暴发时启动为流感诊区。普通急诊设有四级制的分流制度（见表4-16）。

表4-16 急诊患者病情分级表

分流级别	情况
第一级——危殆	病情危急影响到生命，须立即处理者
第二级——紧急	严重疾病或外伤，暂不危及生命，但须尽快处理者
第三级——次紧急	患者存在急性情况，但病情稳定，能等候一段时间而不致出现恶化
第四级——非紧急	无急性情况，可适当地考虑使用其他医疗服务

2）门诊部

为经转诊及需要接受专科处理的患者提供有关门诊治疗、检查及小手术等，负责处理范畴内复杂和严重的病例，各个专科及分科分布于各楼层诊室及多个日间诊疗中心。

3）住院部

随着居民对本地公立医疗服务需求持续增长，医院病床数目增至 826 张，分布于各个病区，另设有非住院病床 107 张，主要分布在日间医院、急诊观察区及产科的待产区。

4）手术部

现有两个手术部门。位于第一期的中央手术部有手术室 4 间，其中 1 间专供普通急诊进行手术，复苏室有病床 4 张。烧伤手术室 1 间，术后复苏室病床 1 张。在第二期的周边手术部有手术室 3 间，其中 1 间供妇产科紧急手术，复苏室有病床 4 张。另有 1 间介入杂交手术室。

5）深切治疗部（ICU）／冠心病深切治疗部（CCU）

深切治疗部为一内外科专科单位，有病床 12 张，并集中可保障患者生命功能的精密仪器及设备。烧伤科由一独立手术室及有关的住院及辅助设备组成，设有 3 张病床，为严重烧伤病人提供综合治疗。冠心病深切治疗部设有 4 张病床，病床配置非侵入性和／或侵入性血流动力学监测仪、心肺复苏和辅助呼吸机。负责诊治任何心源性疾病导致临床或血液动力学不稳定的病人，提供每日 24 小时每周 7 日不间断的医护监测治疗。

6）日间医院

肾科日间医院提供血液透析治疗和腹膜透析治疗。血液透析治疗区分为轻症区和全护理区两个区，分别提供环境给患者做有限度的自我照顾透析治疗，以及提供主要对象为住院和重症患者的全血透护理服务；另一个腹膜透析治疗区，则提供有关腹膜透析的服务并教导患者应该如何进行治疗。

血液肿瘤科日间医院于 2009 年改建后，提供血液科、肿瘤科等患者接受化学治疗、靶向治疗、荷尔蒙治疗、化疗导管护理、药物注射、输血治疗、骨髓穿刺等服务。

（4）主要医疗辅助部门

医院除设有影像科、检验科、病理科及法医科等 4 个医疗辅助部门外，还有多个诊断及治疗辅助部门（中心），包括消化系统内窥镜检查室、肺功能检查室、泌尿科日间诊疗室、眼科诊疗中心、耳鼻喉科检查中心、心电图室、物理治疗中心、妇产科产前诊断中心、儿科心脏扫描及脑电图室、临床血液科等。

1）影像科

影像科由医院影像科本部、影像科急诊 X 光分支、影像科特别急诊 X 光分支、影像科筷子基卫生中心 X 光分支、影像科结核病防治中心 X 光分支及影像科路环公共卫生临床中心 X 光分支组成，提供六类主要诊疗服务，包括：常规放射学、超声影像学、电脑断层扫描、磁共振扫描、乳腺影像学、介入放射学。

2）检验科

检验科提供化验和血液样本采集服务，负责分析人体血液、尿液、粪便及其他体液样本等，为临床诊断和疾病治疗提供重要资料。设有包括临床生化学、体液学、免疫学、临床微生物学范畴的化验室，提供检验服务如下：

临床生化学化验室提供各种常规生化检验项目，如血糖、肝功能、肾功能等；体液学化验室提供尿常规化学分析、大便潜血测试、体液细胞计数、精子检查等；免疫学化验室提供甲状腺功能、荷尔蒙、肿瘤标志物、糖化血红蛋白、感染免疫学、自体免疫学、治疗药物监测及部分滥用药物测试等；临床微生物学化验室提供全面的微生物学检验服务，包括微生物病原体鉴定、药物敏感度测试、分子生物学检测项目等。

3）病理科

主要功能是提供病理诊断与相关医学咨询，为临床治疗提供依据及参考，对病人作出最适当及优质的治疗临床决策支持。病理科提供各项病理诊断，包括：外科组织病理、细胞病理、分子病理、临床病理解剖、病理会诊及其他相关检测。服务范围项目包括：手术切除组织切片检查、活检组织切片检查、术中冰冻组织切片检查、妇科细胞学检查、非妇科细胞学检查、组织化学染色检查、免疫组织化学染色检查、免疫萤光染色检查、分子病理学检查、临床病理解剖、病例病理会诊等。

（5）主要行政及后勤部门

1）医院行政厅

医院行政厅设有药剂事务处、住院服务处和就诊者处，工作范畴包括医疗行政辅助、后勤支援以及营养和药剂服务。服务对象除住院、急诊及专科门诊病人和员工之外，也包括所有其他服务使用者。

2）药剂事务处

药剂事务处由受过专业训练的药剂师及诊疗技术员组成，为临床医疗提供安全及有效的药物治疗服务。服务对象主要为住院、急诊及专科门诊病人，服务包括住院单一剂量调配、癌症化疗药物调剂、临床药学、药物咨询、药物不良反应通报、居民用药辅导及卫教服务，以及各卫生中心与社会服务机构药事服务等，同时提供用药常识的宣传推广及为居民解答有关用药知识等药物咨询和病患用药教育服务。

3）住院服务处

负责收集医疗器械并进行清洗、包装、灭菌及审查等程序；为病人及员工提供膳食，并向有需要的病人提供营养咨询服务；接收住院患者被单、制服等，进行分类、清洗、处理及派发；监管购买的保安及清洁服务。

4）就诊者处

为居民提供预约排期、就诊登记、医疗费结算及福利卡核实等服务；管理及保存临床病历档案、收集医疗活动资料及编制医务活动统计报表，办理有关医疗或检验报告申请、出生及死亡登记等。

（6）其他专科卫生医疗部门

1）送外诊治委员会

根据第 24/86/M、87/89/M、34/90/M、9/99/M 及 81/99/M 号法令，送外诊治委员会严格审批往外就医的个案。如因本地缺乏技术资源或人力资源而无法提供必需的服务，送外诊治委员会对每一项申请作出决议。在审批个案的过程中，以善用本地资源为原则，以转诊到本地私立医疗机构及邻近地区接受治疗为优先考虑。

送外诊治委员会是仁伯爵综合医院的附属部门，每周由 3 名来自不同科室的医生负责审批往外就诊申请。委员会的主要职责是协助仁伯爵综合医院转送需要送外诊治的患者，补充医院医疗资源不足。

2）社会工作部

协助预防及处理因疾病引起的经济、心理、家庭等问题；制定全面的治疗康复计划，使病患能善用社区各种医疗及康复服务资源，促使病患得以重新融入社会。此外，协助提供适当的医疗援助，为病患及其家属提供转诊服务，协助向政府/非政府机构申请经济援助、院舍安置①及社区康复服务等。

3）公共关系室

公共关系室是仁伯爵综合医院接待公众的部门，为居民提供咨询服务。负责接待居民，解答居民查询的医疗服务，以及接收居民的意见。

（7）医院咨询机关

1）医生委员会

医生委员会提出执行医疗工作专业操守的建议，以及评估部门医疗效益，对部门运作时间发表意见。对于医疗人员的聘任、培训、调任及行使纪律惩戒权的管理行为等，委员会协助发表意见。

2）护士委员会

护士委员会具咨询及监管医院护理服务功能，职权包括：对医院护理工作的专业操守、人性化措施、护理质素、部门运作时间提出建议；对护理人员聘任、培训、调任及行使纪律惩戒权、对护理部门的活动计划、策划、制度及监管护理品质、资源合理运用等提供意见。

---

① 医院社会工作部与行政区社会工作局或一些安老院舍等机构沟通协调，提前安排床位，将医院的病人转往上述机构，继续得到护理照护服务。

3）医疗部门协调委员会

医疗部门协调委员会由各医疗部门及医疗辅助部门的所有主管组成，由部门主管中最资深的一位出任主席。委员会就优化各部门运作发表意见及提出各项措施，审议和评估已开展工作的结果。

（8）技术委员会

1）药物暨治疗委员会

药物暨治疗委员会负责所有药物新增、购买、使用、安全的管理，以建立有效的药物管理制度及提高用药品质与安全。委员会是医生与药剂师联络的桥梁，并负责监控及指导药物的使用。

2）医院卫生暨控制感染委员会

医院卫生暨控制感染委员会负责强化仁伯爵综合医院院内感染控制，预防及控制传染病流行，保障病人及员工安全，提升医疗品质。委员会成立不同的专责工作小组，如医院感染控制监察小组等，通过与医院护理部的紧密合作，与医院各临床科室的感染控制联系护士团队合作。此外，委员会适时向医护人员发放最新感染控制信息，定期编印《院感通讯》。

3）抗生素委员会

抗生素委员会负责提供专科技术支援，目的是减少及避免抗生素的滥用，制定抗生素使用指南及引起医护人员对抗生素问题的关注并提供有关知识。委员会所监管的药物主要包括抗细菌、抗真菌、抗病毒及抗寄生虫等药物。

（9）专科门诊设置

仁伯爵综合医院共设有 27 个专科，提供 73 项专科门诊服务，包括专科医生门诊、检查及治疗专科门诊服务、门诊部组织的咨询及讲座。仁伯爵综合医院提供的专科医疗服务，与澳门各卫生中心提供的初级卫生保健服务以双向转诊方式充分合作，向澳门市民提供适切的医疗卫生服务。除双向转诊之外，医院设有 24 小时急诊医疗服务，包括各专科轮值、各项手术和专科住院服务。设立离岛急诊站、社区康复病房、失智症诊疗中心和儿童综合评估中心，连同急诊大楼，进一步优化了医疗服务和就诊环境。

（10）医院人员结构

截至 2019 年年底，仁伯爵综合医院共有 259 名专科医生、55 名普通科医生及 154 名专科培训医生，护士 1066 名，药剂师 38 名，高级卫生技术员 115 名，诊疗技术员 152 名，行政及其他人员 964 名。医疗专业人员数目约占仁伯爵综合医院员工总数的 65.6%（见表 4–17）。

表 4–17 2019 年仁伯爵综合医院人员分布

（单位：人）

	2019 年
医疗专业人员	1839（65.6%）
其中：专科医生	259
普通科医生	55
专科培训医生	154
护士	1066
药剂师	38
高级卫生技术员	115
诊疗技术员	152
行政及其他人员	964（34.4%）
总数	2803

数据来源：澳门卫生局。

（11）医疗服务情况

医院 2019 年专科门诊 45.12 万人次，急诊 32.19 万人次；住院 2.33 万人次，手术 9673 人次，分娩 2755 人次，病床入住率 82.2%；诊断及治疗辅助检查 641.79 万人次，日间医院治疗 5.03 万人次，结核病防治中心 1.45 万人次（见表 4–18）。

表 4-18 2019 年仁伯爵综合医院医疗服务概况

	2019 年
专科门诊总人次	451217
急诊人次	321877
住院人次	23305
总住院日数	244476
病床入住率	82.2%
手术人次	9673
分娩人次	2755
诊断及治疗辅助检查人次	6417916
日间医院治疗人次	50253
结核病防治中心人次	14474

数据来源：澳门卫生局。

（12）病种结构情况

按照病种结构统计，2019 年急诊就诊人次最多的是呼吸系统疾病，达12.4 万人次，其次是消化系统、肌肉骨骼系统及结缔组织疾病、受伤及中毒、皮肤及皮下组织疾病；住院人次最多的是赘生物，达 2766 人次，其次是呼吸系统疾病、感觉器官疾病、妊娠分娩和产后合并症、泌尿生殖系统疾病；手术人次最多的是感觉器官疾病，达 2476 人次，其次是赘生物、泌尿生殖系统疾病、妊娠分娩和产后合并症、消化系统疾病。

（13）药品、材料、诊断试剂的采购与审批管理

仁伯爵综合医院的药物管理主要由药物暨治疗委员会协助，包括所有药物的新增、购买、使用、品质与安全的管理。至于公共机关的药物采购药品方面，必须受澳门特区政府第 5/2021 号法律，修改十二月十五日第 122/84/M 号法令《有关工程、取得财货及服务的开支制度》所规范。

由于澳门实行医药分开制度，病人除了在仁伯爵综合医院就诊后可直接在医院药房取药外，也可持处方药单在医院外的协议社区药房取药，为居民提供灵活弹性的取药服务。因此，仁伯爵综合医院制作了《2020/2021 年度

处方集》，内容包括医院药物处方集和门诊协议药物处方集，供仁伯爵综合医院医生参考。

对于医院药房供应的药品，仁伯爵综合医院设有常规的补货机制，包括于每一年的年中时间预计翌年用量，以及由药库药剂师每月进行库存监测，按用药趋势评估补货量，并向采购部门作出申请，如果供应商维持年标价格则继续向其采购，如价格增加则须重新招标。此外，如出现如下的紧急情况，启动相应的紧急购药程序：

①临床急需而药房未备存的药物且没有其他药物代替者；

②因传染病暴发而须紧急采购的治疗及预防药物；

③因病例突然剧增，导致药房及供应商的药物存量、来货计划及预算失准，而接受治疗病人不能中断疗程，且没有其他药物代替时，需向现货市场采购；

④供应商缺货或弃标；

⑤协约药物供应商缺货；

⑥其他不可抗力的情形导致药物供应出现短缺者，如药物回收。

另一方面，对于新药采购程序，由医生或科室、部门以文件申请，提供申请购买新药的说明，或非医院药集内药物的解释，经权限单位审批，开列采购申请单由采购部门跟进。至于医疗消耗品和试剂的采购方面，同样受澳门特区政府《有关工程、取得财货及服务方面的开支制度》所规范。由使用部门提出申请，提供所需购买数量和说明后，经权限单位审批，开列采购申请单由采购部门跟进。

（14）财务情况

澳门卫生局组成成本会计管理小组，负责定期检讨各个部门的成本开支，通过专门的管理技术和方法，计算有关部门或单位的全部生产成本和费用的会计活动。其服务成本不仅包括各项临床专科的直接服务成本和各种临床支援服务的开支，也包括各种非临床支援服务和医院的日常开支，以及其他行政部门的费用。

仁伯爵综合医院开支主要分为直接成本及间接成本费用。直接成本主要为人事、消耗性材料（如药物、医疗消耗品）、财产及设备的折旧费用等；间接成本（如水电费、保安清洁费）则是以特定比例模式分摊至各成本中心。此外，针对各个科室的资源配置、服务使用情况等，确定相关部门成本的特定分摊比例。

资料显示，澳门卫生局年度开支约 80 亿澳门元，当中人员开支约占五成、药物开支约占两成。其中，仁伯爵综合医院开支占澳门卫生局开支约七成，至于仁伯爵综合医院的"人员""药物""向医疗机构资助和购买仁伯爵综合医院病人提供服务"等三类开支，占仁伯爵综合医院整体开支约七成。

2. 镜湖医院

（1）医院简介

镜湖医院创建于清同治十年（1871 年），是一所由华人创办和管理的慈善医院，草创时期是一所庙宇式传统中医院。1892 年孙中山先生在香港雅丽士西医书院毕业后即到镜湖医院行医，成为该院第一位西医，也是澳门第一位华人医生。镜湖医院百余年来始终贯彻"服务社会，为众疗疾"宗旨，坚持赠医施药，目前已发展成为一所集医疗、预防、教学和科研于一体的现代化综合性医院。

镜湖医院百余年来得以不断发展，重要因素是植根民众和稳健的集体领导、健全的制度。慈善会通过理事会领导医院，通过监事会监察医院的重大事务及财务，并设秘书长执行慈善会的决议，统筹监管医院的运作。

按照政府的资助计划，镜湖医院对有资格享受的病人提供免费初级和专科医疗卫生服务。镜湖医院按照自己的慈善拨款计划，为贫困者的病人提供有限的免费服务。除了政府资助和慈善拨款提供的免费服务外，镜湖医院也提供私家收费的服务。

（2）科室设置

镜湖医院共设置 19 个专科，包括内科、外科、妇科、儿科、急诊科、深切治疗部（ICU）、家庭医学科、口腔科、眼科、耳鼻咽喉—头颈外科、麻醉科、康复科、皮肤科、中医科、病理科、放射肿瘤科、影像科、检验科、药剂科。

其中，镜湖医院第一门诊提供的专科服务如下：

1）普通科门诊

内科、外科、妇产科、儿科、皮肤科、眼科、耳鼻咽喉—头颈外科、口腔科、康复科、中医科、肿瘤科。

2）专科门诊

①内科：心脏内科、呼吸内科、消化内科、肾内科、神经内科、糖尿内分泌内科、血液内科、康宁专科、风湿科。

②外科：神经外科、心胸外科、胃食道外科、肝胆胰脾外科、肛肠外科、甲状腺外科、泌尿外科、骨外科、血管外科、麻醉／疼痛专科、小儿泌尿科。

③妇产科：月经病门诊、不育门诊、产前检查、家庭计划（围产、优生咨询）、更年期保健、妇科检查。

④儿科：新生儿专科、儿童心血管专科、儿童神经专科、小儿肾脏及遗尿专科、遗传及内分泌专科、儿童哮喘专科、儿童血液专科、小儿消化、儿童生长发育专科。

⑤儿童保健中心：儿童营养门诊、儿童健康检查、儿童智能测验。

⑥口腔科：口腔内科、口腔外科、口腔修复、口腔种植、口腔正畸、镶牙专科、牙髓牙周专科。

⑦康复科：颈肩腰腿痛专科、骨科康复、神经科康复、儿童康复、物理治疗、心理治疗、运动创伤康复、心肺康复、老年人康复、职业治疗、整脊推拿、语言治疗。

⑧中医科：内科、儿科、妇科、针灸科、骨伤科、跌打专科、不孕症专科、肿瘤中医、消化科。

⑨家庭医学科：营养咨询、戒烟门诊、睡眠窒息症①、各类健康检查。

⑩肿瘤门诊：放疗中心。

⑪产前保健中心：产前检查。

（4）医疗技术中心

此外，镜湖医院设有口腔中心、心脏中心、高压氧治疗中心、眼科中心、内窥镜中心、儿童保健中心、透析中心、放射治疗中心、健康检查中心、康宁中心、糖尿病防治中心。

1）口腔中心

设有诊室十余间、洗牙室及门诊手术室，并引进口腔全景X光机、植牙系统、激光治疗仪等先进医疗器材，设备完善。为患者提供全面、可靠的口腔医疗服务。服务范围包括牙体牙髓疾病、儿童牙病、牙周病、口腔黏膜病、颌面部肿瘤、腮腺疾病、牙齿矫正、义齿修复及植牙等。对有需要的病患，提供门诊全身麻醉口腔治疗。

2）心脏中心

配备先进的医疗设备，开展常见的无创心脏检查项目：如常规心电图、活动平板心电图、24小时动态心电图、超声心动图、食道超声心动图、24小时动态血压监测、电生理检查及心脏起搏器测试等全面的无创心脏检查。

3）高压氧治疗中心

配备二舱四门高压氧舱体，设有消防喷淋装置、多功能吸氧控制台，最多可同时容纳8名患者治疗。

4）眼科中心

配置眼科检查仪器及手术设备，包括：自动电脑验光机、非接触眼压计、自动视野检查仪、角膜内皮照相分析检查仪、眼底照相及眼底血管萤光造影机、A型及B型超声波、YAG及532激光机、白内障超声乳化机、玻璃体切割机等。可开展白内障超声乳化吸除＋人工晶体植入术、青光

---

① 睡眠呼吸暂停综合征（OSAS），是一种睡眠时候发生呼吸暂停的睡眠障碍。

眼手术、25G 小切口玻璃体视网膜显微手术、各种眼外伤手术、斜视矫正术、胬肉切除术、角膜移植手术等。并开展各种激光治疗及光动力学疗法。

5）内窥镜中心

中心引进的内窥镜仪器，配合舒适而有效率的设施，提供全面及优质的内镜服务，临床上为内、外、儿、五官等各科提供胃、食道、十二指肠及结肠、支气管鼻咽喉镜等检查及镜下诊断治疗。

6）儿童保健中心

设有小儿健康保健、营养咨询、小儿智能发展门诊（包括新生儿行为神经测定及小儿智能发展监测），开展了生物反馈治疗儿童心理行为障碍及儿童注意力缺陷、整合视听连续测试、注意缺陷多动障碍（ADHD）诊断等新技术。

7）透析中心

现有血透机 63 台，床位 52 张，设有专门的肝病隔离及呼吸道隔离床位。

8）放射治疗中心

拥有两台直线加速器，一台普通 X 线模拟机和一台多层螺旋 CT 模拟定位机（与影像中心合用），两套新型治疗计划设计系统和一套立体定向放射计划设计系统，以及两台工作站，已大量开展调强放射治疗（IMRT）、X 刀（包括立体定向放射治疗手术 SRS 和立体定向分次放射治疗 SRT）等先进的治疗技术，治疗包括头、胸、腹全身多部位的各种良、恶性肿瘤。

9）健康检查中心

为客户提供"一站式"全面的健康检查服务，设有不同的检查计划可供选择。除设有常规的检查设备外，还具备"航空医学"评估资格。

10）康宁中心

为澳门首家癌症患者提供住院式服务为主的舒缓治疗及善终服务场所，向末期癌症患者及家属提供身、心、社、灵各方面的整体照顾及支持服务，鼓励家属一起照顾及支持患者。

11）糖尿病防治中心

设有血管病变检测仪（ABI）、糖化血红蛋白（HbA1c）快速检测仪、脂肪磅等仪器，以助评估病情及并发症风险，同时提供内分泌及其他代谢系统疾病的诊疗服务（如垂体、甲状腺、肾上腺疾患、痛风症、骨质疏松症等）。设有糖尿病专科护理门诊、足部护理、营养咨询门诊，并每月安排健康教育讲座，以提升大众对糖尿病及其他内分泌疾患的认知。

（5）医疗设备

镜湖医院的医疗信息系统包括医院资讯系统（HIS）和医疗影像存取系统（PACS）等。医院拥有医疗设备3000余台（套），专科医疗大楼内可通过数码网络电话系统进行远程视像会诊，专科医生可在不同地方为医院病人会诊，不受地区限制。

镜湖医院主要医疗设备包括：PET/CT正电子及电脑双融扫描机、双源电脑断层扫描（DSCT-64排）、血管造影机、运动心肺功能检查仪、双能骨密度检测仪、数码化X光机、数码化乳线X光机、3.0T核磁共振仪MRI等。

镜湖医院辅助生殖中心于2018年11月正式获批成立，可以开展各种辅助生殖技术，包括试管婴儿技术和人工授精技术。

影像科是医院重要的辅助科室，包括普放X线、CT室、磁共振室、导管室、超声波室、碎石室、正电子电脑双融扫描中心等。

（6）医疗人员结构

截至2019年年底，镜湖医院共有医疗专科人员1056名，其中包括372名专科医师，554名护士。医院还有行政人员约1025人，占镜湖医院员工总数的49.3%。

（7）医疗服务概况

医院2019年门诊126.71万人次，急诊16.75万人次，住院3.41万人次，手术8243人次，分娩3219人次，床位使用率76.4%。

（8）病种结构情况

按照病种结构统计，2019年门诊就诊人次最多的是呼吸系统疾病，达

20.4 万人次，其次为消化系统疾病、损伤中毒和外因的某些其他后果、肌肉骨骼系统和结缔组织疾病、皮肤和皮下组织疾病；急诊就诊人次最多的是呼吸系统疾病，达 8 万人次，其次为症状、体征和临床与实验室异常所见不可归类的患者，某些传染病和寄生虫病，损伤中毒及其他外因所致疾患，消化系统疾病；住院人次最多的是呼吸系统疾病，达 7933 人次，其次为妊娠分娩和产褥期、消化系统疾病、循环系统疾病、泌尿生殖系统疾病。

3. 澳门科技大学医院

澳门特区政府重视和支持中医药事业在澳门的发展，于 2000 年批准成立"澳门科技大学中医药学院"。为了满足广大民众对中医药诊疗的实际需求，并考虑到中医药学院的师生理论和临床实践需要，经澳门特区卫生局批准，大学在 2003 年 10 月 8 日成立了一个集临床、教学、科研于一体的医疗中心——也就是"澳门科技大学医院"的前身"澳门科技大学中医诊疗中心"。

为适应社会对医疗需求的增加，同时为配合大学医学教育的发展，经特区政府卫生局批准，于 2006 年 3 月 25 日正式成立"澳门科技大学医院"。澳门科技大学医院隶属于澳门科技大学基金会，是一所现代化的综合性医院，是澳门科技大学中医药学院及健康科学学院的临床带教基地。医院拥有澳门本地专业的医疗团队，还有来自海外、内地及香港的专科医疗顾问。2007 年 8 月澳门科技大学医院开放住院部。

澳门科技大学医院西医门诊设有普通科门诊、痛症门诊及专科门诊。普通科门诊提供全科诊疗。痛症门诊为急性、慢性痛症的病人提供诊治及教育服务，并以多角度方式治疗各种疼痛，包括严重痛症、手术后痛、神经痛、癌痛和身心性疼痛等。专科门诊则提供多个科别的专科诊疗，包括内科、心脏科、血液科 / 免疫血液治疗科、肾科、肺科、神经科、皮肤科、肠胃科、肿瘤科、康复科、内分泌科、普通外科、心胸外科、小儿外科、血管外科、整形外科、泌尿科、麻醉科、骨科、妇产科、儿科、眼科、耳鼻喉科、牙科、家庭医学科、放射科及影像学科。医院中医部提供内科、儿科、妇科、针灸科、骨伤科、推拿科等科别的诊疗服务。

此外，医院还设有国际医务中心，可以为患者制定切合不同需要的健康管理计划，根据检查结果给予详细报告说明、健康管理忠告及适时作出医疗转诊及跟进；设有医学美容中心，提供各种医美仪器疗程、医美注射项目，以及面部整形手术及身体轮廓手术服务。医院还设物理治疗中心、血液透析中心、内视镜中心和听力测试中心。

4. 专科卫生保健设施

2019年澳门5家医院共提供住院病床数1628张，较2018年增加了24张，每千人口有2.4张住院病床，较2016年减少0.1张。其中，2019年仁伯爵综合医院有住院病床826张，占住院病床总数的50.7%。2019年澳门5家医院非住院病床、手术病床和产房床位总数较2018年均无显著变化，其中2019年仁伯爵综合医院非住院病床数107张，占非住院病床总数的37.3%。

（二）医院医疗服务提供的整体情况

1. 医院医疗服务就诊者及年龄段构成

2019年全年住院病人有62472人次，同比增长3.9%，其中年龄在15岁以下（14234人次）和65岁及以上（17511人次）的住院病人分别占22.8%和28.0%，同比分别增加7.3%和8.9%，年龄在15—64岁的（30727

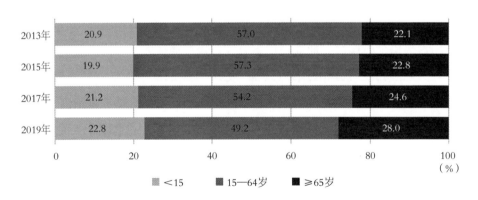

图4-6 医院住院服务就诊者年龄段构成

数据来源：澳门统计暨普查局。

人次）则占住院病人总数的 49.2%，较 2017 年减少 5 个百分点（见图 4-6）。近年来，除手术服务外，医院住院、门诊和急诊服务就诊者数量中 65 岁及以上患者比例均逐年上升。

2019 年全年医院门诊就诊者 1891678 人次，同比增长 5.8%，其中年龄在 65 岁及以上的就诊者占比从 2017 年的 18.6% 增加到 2019 年的 21.8%（见图 4-7）。

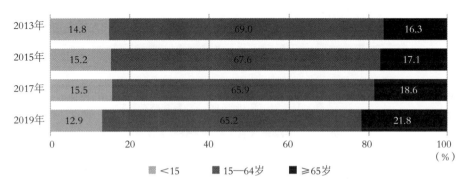

图 4-7　医院门诊服务就诊者年龄段构成

数据来源：澳门统计暨普查局。

2019 年全年急诊服务就诊者有 489384 人次，同比增长 5.2%，其中年龄在 15 岁以下、15—64 岁和 65 岁及以上的就诊者分别占 27.6%、56.3% 和 16.1%（见图 4-8）。

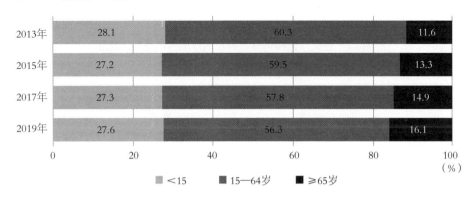

图 4-8　医院急诊服务就诊者年龄段构成

数据来源：澳门统计暨普查局。

2019 年全年医院接受手术治疗就诊者有 19537 人次，同比增长 6.3%，其中年龄在 15 岁以下、15—64 岁和 65 岁及以上的就诊者分别占 4.7%、61.3% 和 34.0%（见图 4–9）。

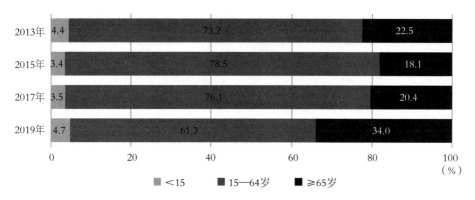

图 4–9　医院手术服务就诊者年龄段构成

数据来源：澳门统计暨普查局。

2.各医疗机构辅助诊断及治疗服务市场份额比较

近年来，初级卫生保健服务场所提供的辅助诊断及治疗服务所占比例持续在 10% 以下。仁伯爵综合医院所提供的辅助诊断及治疗服务占所有医疗机构服务量比例远远高于私立医院，一直处于辅助诊断及治疗服务市场的主导地位（见表 4–19）。

表 4–19　各医疗机构辅助诊断及治疗服务市场份额比较

（单位：%）

年份	初级卫生保健服务场所提供	医院提供	
		公立医院	私立医院
2007	6.9	80.7	12.4
2010	7.7	78.3	14.0
2013	5.7	68.6	25.7
2014	7.5	68.8	23.7

续表

年份	初级卫生保健服务场所提供	医院提供	
		公立医院	私立医院
2015	6.3	70.0	23.7
2016	4.2	69.4	26.4
2017	8.6	69.1	22.3
2018	9.7	68.6	21.7
2019	5.9	70.7	23.4

数据来源：澳门统计暨普查局：《医疗统计》；澳门卫生局：《统计年刊》。

（三）医院各专科服务供给情况

1. 医院各专科门诊就诊人次占比

2019 年澳门门诊人次较多的专科是内科、物理治疗及康复科、外科、儿科 / 新生儿科和中医科，分别占 16.5%、13.3%、10.6%、7.4% 和 10.6%（见表 4–20）。2007—2019 年，多数专科门诊人次数有所增长，如内科、物理治疗及康复科、外科、儿科 / 新生儿科、皮肤科等。

表 4–20　医院各专科门诊就诊人次占比

（单位：%）

年份	2007	2012	2017	2018	2019
合计	100.0	100.0	100.0	100.0	100.6
内科	17.3	16.3	16.3	15.9	16.5
物理治疗及康复科	9.7	11.7	13.8	13.8	13.3
外科	11.7	9.0	11.1	11.0	10.6
儿科 / 新生儿科	8.7	8.4	7.4	7.4	7.4
妇产科	8.5	7.5	5.6	5.5	5.3
皮肤科	5.6	5.5	5.8	5.7	5.7
耳鼻喉科	5.2	5.1	4.6	4.7	4.8

年份	2007	2012	2017	2018	2019
眼科	5.4	4.7	4.3	4.4	4.6
血液/肿瘤科	2.7	2.8	3.1	3.3	3.2
口腔科/牙科	3.3	2.6	2.8	2.7	2.5
骨科及创伤科	2.4	2.2	2.0	2.0	2.0
中医科	7.0	8.7	10.9	10.7	10.6
其他	12.5	15.5	12.3	12.9	13.5

数据来源：澳门统计暨普查局：《医疗统计》。

2. 医院各专科住院人次占比

2019 年澳门住院人次较多的专科为外科、儿科/新生儿科和妇产科，分别占 17.0%、20.7% 和 16.8%（见表 4-21）。2007—2019 年，除物理治疗及康复科和骨科及创伤科住院人次有所下降外，其余专科住院人次上下波动，但均有所增长。

表 4-21　医院各专科住院人次占比

（单位：%）

年份	2013	2015	2017	2018	2019
合计	100.0	100.0	100.0	100.0	100.0
内科	12.0	12.0	13.8	12.5	11.5
物理治疗及康复科	0.3	0.2	0.2	0.1	0.1
外科	12.8	13.9	17.1	15.8	17.0
儿科/新生儿科	19.5	18.4	19.3	20.0	20.7
妇产科	23.4	22.5	19.4	17.8	16.8
耳鼻喉科	1.9	1.8	1.7	1.7	1.7
眼科	3.6	3.2	3.2	4.2	5.0
血液/肿瘤科	1.1	1.2	1.6	1.6	1.7
骨科及创伤科	5.3	4.6	4.4	4.4	4.4

续表

年份	2013	2015	2017	2018	2019
精神科	1.2	1.2	1.1	1.1	1.0
胸肺科	5.8	5.7	5.6	5.8	6.1
心脏科	4.2	4.8	5.2	6.1	4.9
其他	8.9	10.5	7.4	8.9	9.1

数据来源：澳门统计暨普查局：《医疗统计》。

五、公私立医疗机构服务的提供

（一）澳门公私立医疗机构门急诊服务市场份额比较

2019 年澳门急诊就诊者数量达 6493.3 千人次，较 2013 年增加 14.2%，

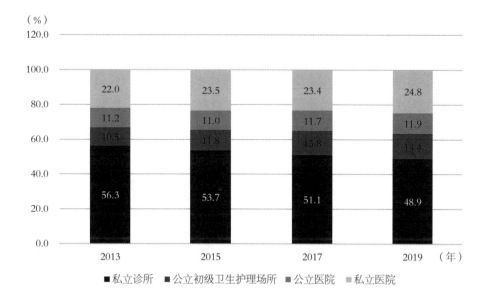

图 4-10　澳门公私立医疗机构门急诊服务市场份额比较

数据来源：澳门统计暨普查局。

其中由公立医疗机构（包括仁伯爵综合医院和公立初级卫生保健场所）提供的门急诊服务达 1712.2 千人次（占 26.3%），且呈逐年上升趋势，其中公立初级卫生保健场所门诊人次占比较 2013 年增加 3.9 个百分点。2019 年由私立医疗机构（包括私立医院及私立诊所）提供的门急诊服务接近全部门急诊服务量的四分之三，其中私营诊所提供的门急诊服务量占比近年来逐步下降，但仍保持在 50% 左右（见图 4–10）。

（二）公私立医院住院服务提供情况

2019 年仁伯爵综合医院有住院病床 826 张，占所有医院住院病床总数的 50.7%，2013—2019 年，仁伯爵综合医院住院床日比重持续稳定在 50% 以上，略微超过私立医院住院床日所占比重。因为仁伯爵综合医院为老年患者提供免费治疗，所以大部分老年人慢性病等患者均选择仁伯爵综合医院住院治疗，造成仁伯爵综合医院整体住院床日较高。另一方面，住院床日高与该医院精神科、肿瘤科、康复护理等平均住院日较长的住院服务所占比例相对较高有关，也由于存在一定的排队等候检查等现象。这些原因导致仁伯爵综合医院平均住院日近年来均保持在 10 天以上。仁伯爵综合医院作为政府举办的医院，长期以来受到政策支持，更多承担公立医院的社会责任，是当地医疗、科研、预防、健康教育、保健和康复的中心，镜湖医院等私立医院经营管理体制灵活，突出疾病的专业性，强调专科特色（见表 4–22）。

表 4–22　各医疗机构医疗服务量占所有医院比例情况

年份	住院病床（张）		住院人次（%）		住院床日（%）		手术人次（%）		急诊人次（%）	
	仁伯爵综合医院	私立医院	仁伯爵综合医院	私立医院	仁伯爵综合医院	私立医院	仁伯爵综合医院	私立医院	仁伯爵综合医院	私立医院
2007	484	530	37.2	62.8	49.6	50.4	49.1	50.9	55.7	44.3
2010	549	624	40.9	59.1	51.3	48.7	49.1	50.9	53.9	46.1
2013	645	721	37.4	62.6	52.1	47.9	45.8	54.2	61.6	38.4

续表

年份	住院病床（张）		住院人次（%）		住院床日（%）		手术人次（%）		急诊人次（%）	
	仁伯爵综合医院	私立医院	仁伯爵综合医院	私立医院	仁伯爵综合医院	私立医院	仁伯爵综合医院	私立医院	仁伯爵综合医院	私立医院
2014	686	735	34.4	65.6	51.1	48.9	41.0	59.0	61.3	38.7
2015	721	773	34.6	65.4	52.9	47.1	33.0	67.0	61.6	38.4
2016	795	796	36.8	63.2	55.8	44.2	33.6	66.4	64.0	36.0
2017	795	801	36.6	63.4	55.1	44.9	44.9	66.2	65.9	34.1
2018	803	801	37.0	63.0	53.3	46.7	48.0	52.0	66.2	33.8
2019	826	802	37.3	62.7	52.7	47.3	49.5	50.5	65.8	34.2

数据来源：澳门统计暨普查局：《医疗统计》；澳门卫生局：《统计年刊》。

六、中医药服务

（一）中医药服务基本情况

中医药作为国家优秀的传统文化精华，一直在澳门的卫生保健系统担当着重要的角色。根据澳门统计暨普查局《医疗统计2019》，2019年澳门各类医疗机构的中医就诊141.9万人次，其中卫生中心就诊者（7.5万人次）、医院就诊者（20.1万人次）及私营诊所就诊者（114.3万人次）较2017年分别增加15.4%、8.6%及0.2%（见表4–23）。

表4–23　澳门中医服务数量

（单位：万人次）

场所	2017年	2018年	2019年
卫生中心（卫生局）	6.5	6.6	7.5
医院（镜湖医院、澳门科技大学医院）	18.5	19.2	20.1
私营诊所	114.1	107.4	114.3
合计	139.1	133.2	141.9

数据来源：澳门统计暨普查局：《医疗统计》。

在初级卫生保健体系方面，澳门卫生局下共有 5 家卫生中心提供中医门诊或针灸保健服务，包括筷子基、黑沙环、青洲、塔石、湖畔嘉模卫生中心。2019 年，5 家卫生中心的中医保健及针灸保健服务量共 74978 人次。

在私人医疗卫生体系方面，镜湖医院和澳门科技大学医院均提供中医药服务，2019 年全澳门共有 175 家中医诊所（包括有中医生或中医师驻诊的中药房），提供服务人次约 49.6 万，149 家综合诊所提供的中医服务人次约 64.7 万。2019 年私营诊所提供的中医服务中，数量最多的是一般中医治疗（69.5 万人次，占 60.8%），其次是跌打（23.7 万人次，占 20.7%）和针灸（15.6 万人次，占 13.6%）（见表 4-24）。

表 4-24　澳门私营诊所提供的中医服务数量

（单位：万人次）

服务类别	2017 年	2018 年	2019 年
一般中医治疗	77.0	70.2	69.5
跌打	18.2	20.4	23.7
针灸	12.2	12.0	15.6
推拿／按摩	4.9	4.4	4.1
其他	1.9	0.5	1.4
合计	114.2	107.5	114.3

数据来源：澳门统计暨普查局：《医疗统计》。

（二）中医药人员

截至 2019 年年底，澳门共有中医生／中医师 616 人，其中，医院 38 人，卫生中心 9 人，私营中医诊所 569 人。根据第 18/2020 号法律《医疗人员专业资格及执业注册制度》，已对包括中医生和中药师在内的十五类医疗人员作出规范，在澳门公共及私人领域从事相关专业活动须持有相关执照（见表4-25）。

表 4-25 澳门中医生／中医师人员数目

（单位：人）

执业场所	2017 年	2018 年	2019 年
医院	34	35	38
卫生中心（卫生局）	10	9	9
私营中医诊所	534	536	569
合计	578	580	616

数据来源：澳门统计暨普查局：《医疗统计》。

至于人才培养方面，数据显示每年约有 30—40 名中医药专业的毕业生（包括于澳门及其他国家或地区毕业），未来将持续加强中医生培训和培养计划，以培养多层次、高素质的中医人才为目标。

（三）产业发展方向

特区政府正积极推动经济适度多元发展，并提出大健康、现代金融、高新科技和文化体育四大产业的发展方向，其中大健康产业将主要通过"中医药"和"旅游＋医疗"发展。

中医药是促进澳门产业多元化发展的新亮点，为配合、支持及规范中医药的长远发展，特区政府通过加强中药范畴法律制度的建设、推动中医药的区域合作，以及强化中医药专业人员能力和拓展国际交流等措施，从整体上持续推动中医药行业的发展。

在贯彻落实中医药发展目标方面，通过执行第 18/2020 号法律《医疗人员专业资格及执业注册制度》、完成第 11/2021 号法律《中药药事活动及中成药注册法》立法，以及将于 2022 年成立药物事务监督管理局，为中医药行业创设更有利条件。与此同时，充分发挥世界卫生组织传统医药合作中心的职能，积极参与和助力"一带一路"建设，加强与沿线国家和地区在传统医学领域的合作，以及开展各项交流活动和工作坊，结合粤澳中医药科技产业园的工作，为产业园提供国际交流平台，促进中医药的产业化和国际化。此外，澳门卫生局全力推动中医药的小区保健应用，以不断提高服务的质量。

未来与粤澳中医药科技产业园积极合作开展更多的中医药培训项目，推动澳门成为其中一个中医药实习培训基地，并积极支持澳门青年中医深入认识大湾区发展方向和参与大湾区发展机遇，深化中医药的人才培养。

七、社会保健

（一）老年保健

近年来，因澳门社会的人口结构变化趋势，配合整个特区的老人政策，卫生部门大力推进老人医疗服务，包括：成立跨部门的老人专科工作小组、设立老人住院病区、开展老人记忆门诊、老人专科门诊、推行老人服务优先措施，以及加强老人医疗服务的人员培训。

为积极响应特区政府倡议的"老有所养、老有所属、老有所为、家居照顾、原居安老"的政策措施，镜湖护理学院于 2011 年开创"仁·爱晚晴"①应对老龄化社会教育系统工程，邀请香港中文大学那打素护理学院、香港认知障碍症协会等机构提供学术资源，并联合其他社团组织，如澳门街坊总会、工会联合会、明爱中心、失智症协会等民间机构，发挥地区优势、革新照顾长者模式、提升长者服务质量。项目成立以来，一直围绕老龄化的五个主题开展公众培训计划、小区服务及研究计划、学者培养计划、社会影响与

---

① 澳门应对老龄化社会的教育系统工程。自 2011 年 5 月起，分阶段开展"老人失智症之预防及照顾""慢性疾病处理及临终关怀""健康老龄化及代际关系之凝聚""长者的心社灵照顾""社区及院舍的老人照顾"等工作，帮助整个社会倡导人类特有、特别是中华民族仁爱、敬老的传统文化，让老年人度过一个"具保障、有尊严、有发展"的晚年。

区域合作。

现在各卫生中心均设有老人护理咨询门诊。各卫生中心不仅提供老年人护理服务，还可提供长者认知能力评估服务，如结果疑似失智症，会转诊至卫生中心主诊医生，再由主诊医生转诊至仁伯爵综合医院的记忆门诊跟进。

（二）老年失智症服务

澳门通过建立失智症诊疗中心，培养专业护理照料人员，提高社会关注等各个方面，全方位促进老年失智症服务。

老年失智症服务是澳门老年保健的工作重点。自 2011 年来，失智症防治工作连续 7 年成为政府施政纲领之一，失智症也是唯一在五年规划中提出明确应对目标的疾病。失智症常见于长者，随着寿命延长，澳门人口步入老龄化，澳门失智症患者也相应增加，对失智症患者的诊疗和护理已经成为澳门特区政府特别关注的一项议题。在政府主导下，民间机构积极响应，共同构建失智症服务网络，提升整体服务质量。

2011 年澳门失智症协会成立，在推动澳门失智症认知、防治、照顾等方面发挥了重要作用。失智症协会与澳门镜湖护理学院保持紧密合作，实行教育、服务双线发展，采取在线上线下结合的培训模式，面向具有医学、护理、职业治疗、物理治疗、社会工作、心理及健康相关学士学位的专业人士，培养出众多应对老龄化和失智症的医务人才。为了帮助照顾失智症患者的家人，项目特别开设照顾者培训，主要提供照顾技能培训，让其认识失智症情况，尊重理解患者；为培育年轻人对长者的关爱，项目还推出青年大使培训。

镜湖医院于 2013 年 1 月开设记忆中心，接受老人中心转诊个案，为预约长者进行认知能力评估，对于假阳性者，就为其提供认知功能训练，提高认知能力；对于阳性患者，则会立即转诊到医疗机构进行诊疗。2016 年 9 月，澳门特区政府成立失智症诊疗中心，由社会文化司司长领导，通过卫生局和社会工作局的共同合作，结合民间力量，旨在构建完善的服务网络，为失智症患者提供优质的医疗和社会服务，推动了失智症服务网络的整合统一。在澳门失智症诊疗中心（以下简称"诊疗中心"）成立之前，澳门没有统一的"失智症服务网络"，虽然仁伯爵综合医院早于 2011 年开设了老人记忆门诊服务，但只为怀疑患失智症长者提供评估和诊疗服务。为了优化管理，合理调配各科室人力和硬件资源，失智症诊疗中心的团队成员不会长驻中心内，病人预约时由医院的老人科、精神科、神经内科调派医疗人员组成多专科医疗团队，提供一站式诊疗服务、认知功能训练和照顾者教育；药剂师在诊疗中心为患有多种慢性疾病的失智症患者提供药物指导。此外，社会工作局的社工现场为患者提供社区服务和支持信息。失智症诊疗中心设有认知功能评估室、医生诊疗室、社会工作服务室、怀旧室、多功能教育及训练室。

失智症诊疗中心提供的服务包括：认知功能评估；跨专科团队诊断和鉴别诊断，根据病情需要安排验血和脑部电脑扫描等检查；制定治疗方案，包括药物治疗和非药物治疗，例如设有怀旧室、认知功能训练、照顾者教育等；药剂师提供个体化药物教育；社会服务配置，包括家居照顾及支持服务、日间中心和院舍安置。

为了帮助居民早期预防和早期发现失智症，澳门卫生局有一系列措施。

在早期预防工作方面，2016 年，澳门卫生局于慢性病防制委员会中设立失智症工作组，小组成员来自不同政府部门和社团机构，以加强政府部门与民间团体的协作，共同推动小区的宣传教育工作，增强居民对失智症的认识，消除对失智症的负面标签，减低危险因素和提倡居民早期就医。早期发现方面，为了让更多小区医疗人员具有对认知能力评估的专业知识，及时发现更多失智症患者，澳门卫生局和香港认知障碍症协会合作在澳门举办认知功能评估课程，培养小区认知功能评估员，扩大小区认知功能评估网络。政府还持续推进失智症的服务，澳门卫生局设立失智症登记制度，在保护患者个人隐私的前提下，通过公立与民间医疗机构合作模式，收集澳门失智症患者数据作流行病学分析、政策制定、规范诊疗、病人管理和服务跟进。

（三）癌症病人康复护理

澳门通过对癌症病人提供护理、化疗、康复、药物等专科咨询门诊，使癌症患者可以接受全面系统的康复护理。

2011年癌症病人资源中心（以下简称"中心"）成立，是澳门卫生局辖属部门，由医生、护士、社工、心理治疗师、营养师组成医疗团队，为癌症病人及其家庭进行全方位的照顾、关怀及健康教育，提升癌症病人自我照护能力，协助重整患病后生活，让他们能得到全面关心与照顾。

中心提供的服务包括：

（1）护理咨询门诊服务

中心癌症专科护士以个别会面及电话跟进形式提供罹患癌症后基础情绪辅导服务、癌症相关健康教育信息及护理指导（化疗期间居家护理指导、放疗期间居家护理指导、化疗导管居家护理指导、术后居家护理及康复指导、治疗期间营养信息）。

（2）首次接受化疗卫教讲座服务

中心癌症专科护士以团体卫教形式，讲解化疗期间居家护理注意事项。目的为加强化疗病人对化疗的认识，卫教各种副作用的自我处理及照顾方法，减轻病人对治疗时的疑惑及误解，使其能正面的接受治疗，提高其治愈率及心理素质。

（3）康复护理咨询门诊服务

中心癌症专科或康复专科护士以个人或团体形式，讲解癌症术后护理及居家注意事项，并教导康复方法与技能。鼓励病人居家持续执行术后康复运动，以减低术后不适情况与并发症的发生。

（4）药物咨询门诊服务

中心临床药剂师为癌症病患及其家属提供治疗期间的专业药物辅导服务，针对个别的需要，提供用药时间、禁忌等指导，协助病人及家属认识癌症药物治疗的副作用及其交互药物的注意事项。

（5）心理咨询门诊服务

中心专业心理治疗师以个人面谈形式，为癌症病人及其家属提供心理咨询服务，共同面对因癌症或治疗而带来的苦恼及情绪困扰，如焦虑、情绪低落等，评估心理状态，学习心理调适，促进心理健康。

（6）营养咨询门诊服务

中心专业营养师以个人面谈形式，为病人及家属提供癌症治疗期间的饮食建议、营养补充品的选择，澄清病人及家属在营养摄取方面所遇到的问题，指导有关营养摄取的卫教信息及居家营养的注意事项，以增加营养的摄取、增加病人对癌症治疗的有效反应、改善癌症治疗所造成的副作用和提升生活质量。

（7）社工咨询门诊服务

中心专业社工以个人面谈形式，为病人及家属提供政府经济援助信息、申领疾病津贴、小区服务简介、小区资源介绍，如申请家务助理、康复用品、殡仪手续等。以协助病人及家属度过不同的阶段，缓解疾病带来的精神压力，同时也为有需要的病人及家属提供适切的小区资源。

（8）院牧咨询门诊服务

驻中心院牧以个人面谈形式，协助病人及家属面对人生苦难，生命与死亡、哀伤辅导，提供辅导服务。借以辅助病人及家属增进自我认识、探索人生意义及目的，价值观重整及给予灵性的关心与照顾。

八、药品及卫生保健技术评估

（一）卫生保健技术评估

澳门的卫生保健技术评估由社区医疗卫生厅负责。社区医疗卫生厅隶属于澳门卫生局，由卫生中心和技术单位组成，职能范围包括公共卫生领域、卫生中心医生管理及项目评估。社区医疗卫生厅有权限管理社会卫生，尤其是关注流行病，控制传染病及慢性病，制定疫苗接种、环境卫生、食品营养及卫生、职业卫生、学校卫生、卫生教育及国际健康等计划。技术单位共有七个：病媒控制、卫生教育、培训和文件、食物卫生、私人医务牌照的发放、结核病控制和流行病监测。除结核病控制单位外，其他均不提供个人的保健。在公共卫生化验所的配合下，技术单位提供公共卫生监测，对环境卫生进行评估，并通过卫生监督进行干预，以保护澳门不受主要健康危险的侵扰和防止疾病传播。技术单位还向公众进行卫生教育，增进居民的公共卫生意识。

（二）设备管理

澳门的卫生设备管理由设施暨设备厅负责，隶属于卫生局。

设施暨设备厅的权限包括：关注设施及设备的保养及良好运作；构思及推广设备的使用规则，以及向设备用户开展培训活动；促使澳门的卫生设备标准化，尤其是内外科医疗设备的标准化；在其权限范围内，监察由第三人提供的服务；提高设施及设备的安全性，并进行评估安全性的系统性测试；参与设备的取得及设施的重建或对其发表意见，编制承投规则及竞投方案，并参与选取设备，以及监察及验收工程；确保或监管使用卫生局系统内的技术中心或其他技术设施的实体的活动；管理停车场。

（三）药品法规及管理

澳门的药品法律法规及其管理事务由社会文化司直属的药物监督管理局负责，其使命是发挥优质药物监督管理作用，确保居民用药安全有效，促进药剂专业及业界健康发展。

①在药物上市前评估其质量、安全性和疗效，并对符合标准的药物进行登记；

②签发药物、药物原料、诊断及实验室试剂、婴儿奶粉等卫生产品的进口准照；

③监测本地市场上药物的质量及安全性，分析研究及汇总资料，以便作出适当的监管措施，并向卫生专业人士发放有关药物监测的科学信息；

④审查药物业商号准照①申请并依法发给相关准照，包括药物生产准照、药物产品出入口（进出口）及批发商号、药房、药行和中药房准照；

⑤审查药剂师和药房技术助理注册申请及依法发出相关的准照；

⑥监察药物业商号及药剂专业人士的活动，包括药物入口、生产、分销及供应活动，并对违规者依法提起处罚程序；

⑦监管药物及健康产品的广告宣传活动；

⑧履行关于麻醉品和精神药物合法使用的联合国国际公约义务，并监察此等药物在澳门生产、供应、销售及使用；

⑨协调药物销毁工作；

⑩参与制定药物政策及药事法规；

⑪向其他部门提供药学专业技术支持。

（四）药房管理

澳门药房的开设可以法人（公司）名义或者以个人名义向澳门药物监督管理局提出申请。申请人必须提交药店工作人员的准照，其中在药店服务的药剂师必须在澳门药物监督管理局已注册。同时，澳门对药店的设计规则有严格的准入要求，申请准照的药房在其隔间、设备和器具方面都有严格的准入要求。

在药品供应方面，除紧急或缺乏的情况下经澳门药物监督管理局命令或批准入口的药物，药店所有的药物均须在澳门药物监督管理局进行登记方可销售。药房通过医生处方供应的药物，不能按处方再配售超过一次，除非该医生在处方内以大写字注明及指出有关的期限。对于澳门药物监督管理局严格管制的药物，特别是麻醉药物及精神科药物，药店只可凭同一医生处方配售一次，药店必须在配售药物的处方上盖药房印章及有关配药时间。

---

① 澳门药物监督管理局批准后颁发的从事药物业活动的商号（包括药房、药行、药物产品出入口及批发商号）专项经营许可证照。

第五章　澳门公共财政对医疗卫生的支付

澳门医疗卫生体系是政府财政主导、社团与公众共同参与的高福利的服务体系，财政预算管理体系完备，医疗卫生体系的政府预算由澳门卫生局负责制定，财务部门汇总后提交预算委员会审议。澳门卫生局通过购买服务、发放医疗券和直接或间接资助模式支持和引导非政府医疗系统的发展。澳门卫生局工作人员是政府的公务员，2019年其人员开支占澳门卫生局开支约五成。初级卫生保健服务、维护公共卫生的服务、高危人士提供的卫生护理服务、认定为身陷困境而导致无经济能力支付卫生护理费用的个人或家庭、本地区公共机关的人员及其家属与等同者向澳门卫生局下属任一部门或单位提供的卫生护理服务均由澳门特区政府全额支付。如何有效应对日益上涨的卫生总费用与财政支出是特区政府面临的重大课题。

一、政府预算分配

澳门医疗卫生服务由特区政府社会文化司下属的澳门卫生局全面负责。澳门卫生局作为一个具有行政、财政及财产自治权的公共机构，采取专科卫生护理服务与一般卫生护理服务相结合的方式，协调卫生领域内公共及私人机构的活动，全面发展澳门居民的医疗卫生服务。医疗卫生体系政府预算由澳门卫生局负责制定，然后财务部门予以汇总，之后提交预算委员会。每年的预算需要详细拟定，成为一种有助于医院在职能部门层次上运作的计划，包括创造效率的单位成本预算，而不仅仅是开支限额。部门预算应基于计划中的工作量以及为提供计划工作量所必须支出的各项费用，职能部门的负责人应提出预算要求，参与预算的制定，澳门卫生局的行政管理部门应提供关于在预算年度计划中所预见的预算限制方面的广泛参数。政府财政预算包括人力资源、药物、设备、与非营利医疗机构合作、送外诊治服务，以及其他服务、宣传活动、支援等开支。

（一）药物支出

2019 年澳门卫生局药物支出为 13.56 亿澳门元，较 2011 年的 6.63 亿澳门元增加 105.1%。药物开支主要受以下因素影响：医疗服务量上升，药物使用量随之增加，如降血压、抗癌及丙型肝炎等药物，数量和价格上均有所增加；协议药房处方数量由 2011 年 37.7 万上升至 2019 年 46.5 万，增长 23.3%；防疫接种计划中，接种数目从 2011 年 15.3 万上升至 2019 年 21.7 万，增幅为 41.8%（见表 5–1）。

表 5–1 澳门政府卫生保健支出

（单位：亿澳门元）

	2011 年	2016 年	2019 年
澳门卫生局总支出	37.76	63.06	88.10
药物支出	6.63（17.5%）	11.61（18.4%）	13.56（15.4%）
人员支出	16.87（44.7%）	26.81（42.5%）	37.28（42.3%）
其他（资助和购买服务、送外诊治等）	14.26（37.8%）	24.64（39.1%）	37.26（42.3%）

注：括号内的数字为该项开支占澳门卫生局总支出的比例。

数据来源：澳门卫生局。

（二）与非营利机构合作支出

为配合医疗需求，澳门卫生局通过购买服务、发放医疗券和直接或间接资助模式支持和引导非政府医疗系统的发展；通过协助引进内地医疗专业人员、加强技术支援、提高财务资助金额等方式缓解私营医疗机构人力资源压力，支持其为居民提供不同类型的卫生护理服务，以及较灵活的服务时间和方式，同时减轻公共医疗体系的压力。2019 年提供约 84.5 万个服务名额，向非营利医疗机构资助和购买服务总支出约占澳门卫生局支出的16.4%，较 2011 年增长 59%。资助项目包括中西医门诊、牙周洁治、学童牙沟封闭服务、家居护理服务、住院病人护送、子宫颈癌筛查、心理咨询、防治艾滋病教育、善终（康宁）服务和护理教育，以及健康推广活动等；制定及检讨电子化监管机制，包括电子互通平台，检讨使用身份证读卡器的运作；加强监察发放款项运作情况，定期抽查财务报告的账单和其他明细资料等。

通过采取多种措施与私立非营利机构合作，分流就诊者到非营利或私营医疗机构，为居民提供更多的就诊渠道，协助居民减轻就医负担，同时减轻了公共医疗体系的压力。

（三）人员支出

2019 年澳门卫生局人员实际支出为 37.28 亿澳门元，较 2011 年的 16.87亿澳门元增加 121%。人员支出占澳门卫生局支出不到五成，与香港医院管理局人员支出超过七成比较，澳门比例较低（见表 5–1）。

人员支出主要受下述因素影响：一是人员增加，澳门卫生局人员从 2011年的 2918 人增至 2019 年的 4660 人，增幅为 59.7%；二是薪俸点提高，2019 年每一薪俸点相应澳门元标准较 2011 年的增幅为 46.8%。

（四）活动及宣传开支

为提升居民健康保健意识，澳门卫生局持续举办健康教育讲座及工作坊，印制宣传资料，开展健康活动，并通过不同媒体宣传。

二、财政对医疗机构的支付

澳门提供医疗服务的场所可分为政府和私营两大类。政府医疗机构包括提供专科卫生护理服务的仁伯爵综合医院，以及分布在澳门各区以提供一般卫生护理服务为主的9家卫生中心和2所卫生站，同时还包括一些辅助部门，如疾病预防控制中心、药物事务厅、公共卫生化验所、捐血中心、私人医务活动牌照科、医院药房及预防，以及控制吸烟办公室等（见图5-1）。这些机构由澳门卫生局直接组织和管理，营运开支由澳门特区政府以财政预算拨款支付，人员进入公务员体系，是典型的政府机构。2019年政府对澳门卫生局及其所属机构的财政开支为88.10亿澳门元，占当年澳门特区政府财政总支出的10.7%。

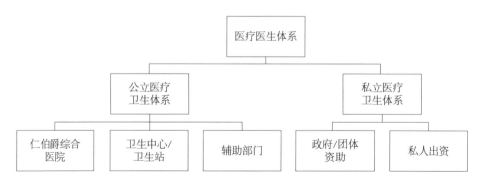

图 5-1　澳门医疗卫生体系

2019年澳门私营医疗场所703家，占总数的98.2%。这类私营医疗场所又可细分为接受政府或团体资助的医疗单位如镜湖医院、工人医疗所、同善堂医疗所等，以及完全私人出资经营的私人诊所、私人医疗中心和私人化验所等。政府一直有向镜湖医院购买医疗服务的传统，历年来购买的服务项目不断增加，现已包括住院及门诊服务、病理解剖、血液透析、心科病人、康宁中心服务、放射治疗及政府资助住院病人的特殊检查费用等，购买服务的总金额也由2011年的5.5亿澳门元增加至2019年的11.3亿澳门元。

（一）公立医疗卫生体系

澳门卫生局下属部门及单位提供卫生护理服务的开支，全部或部分由本地区总预算支付，其支付比率因下列各款所指的情况而定。

1.由本地区总预算全额支付

①初级卫生保健服务：各地区卫生中心向所属区域的全体居民提供的预防疾病及促进健康的一般护理服务、门诊、护理服务、卫生信息及卫生教育、初级护理基本药物表内所列药物、初级护理基本诊疗服务表内所列的诊疗补充服务，以及向处于风险情况的个人或群体提供的社会援助等初级卫生保健服务。

②维护公共卫生的服务：基于公共卫生而向怀疑患有传染病或患有传染病的人、对药物有依赖性的人、患有恶性肿瘤的人及患有精神病的人提供的卫生护理服务；在家庭计划方面提供的护理服务，包括在卫生中心就诊或参加知识讲座；医院诊疗补充服务；提供有关卫生单位采用的药物表内所列药物；住院时，经仁伯爵综合医院医务主任应主诊医生建议而决定提供的药物表（支付范围内的药品目录）以外被视为必需的药物；提供家庭计划方面的药物及用具；私人医疗单位或在本地区以外地方根据第24/86/M号法令规定条件所提供的护理服务。

③高危人士提供的护理：孕妇、临产妇女、产妇、13岁以下的小童、中小学学生，以及年龄在65岁及以上的人士，在澳门卫生局任何部门或机构接受的卫生服务，包括卫生中心就诊或参加知识讲座，以及医院诊疗补充服务；提供有关卫生单位采用的药物表内所列药物；住院时，提供医院药物表内所列的药物，或经仁伯爵综合医院医务主任应主诊医生建议而决定提供的药物表以外被视为必需的药物；私人医疗单位或在本地区以外地方根据第24/86/M号法令规定条件所提供的卫生护理服务；陪同未满12岁的患病子女住院的非患病家长，其住院费也由政府支付。

④认定为身陷困境而导致无经济能力支付护理费用的个人或家庭，由卫

生部下属任一部门或单位提供的卫生护理服务，包括在所属区域的卫生中心就诊或参加知识讲座，以及医院诊疗补充服务；提供有关单位药物表内所列的药物；住院时，提供医院药物表内所列的药物，或经仁伯爵综合医院医务主任应主诊医生有依据的建议而决定提供的药物表以外被视为必需的药物；私人医疗单位或在本地区以外地方根据第 24/86/M 号法令规定条件所提供的护理服务。

⑤对本地区公共机关的人员、其家属及等同者，由澳门卫生局下属任一部门或单位提供的卫生护理服务。

2. 由本地区总预算部分支付

非特殊人群在政府医疗机构取得的卫生护理服务以及上述全额支付人群中费用超过有关计划的支付限额时，政府预算仅支付 30% 费用，其余 70% 费用由患者自付。

（二）私立医疗卫生体系

根据澳门相关法律规定，如因澳门卫生局下属部门及单位缺乏技术资源或人力资源而无法提供必需的卫生护理服务，则可与本地区的个别提供服务者或私人医疗单位签订协议，在协议机构内就诊者可享受政府医疗机构就医同等待遇。

1. 公私合作伙伴关系

在医疗领域中实现公私合营对于缓解医疗资源短缺、提高医疗保障福利制度服务提供能力、促进医疗服务可及、满足医疗服务多元需求、减轻政府财政资金压力和风险具有重要意义。2000 年起澳门特区政府通过财政资助与购买服务的方式，涵盖补供方和补需方两个角度，全面推动医疗卫生服务领域的公私合作。同时，与澳门本地和境外私营医疗机构均开展了相应合作。在专科医疗服务方面，与镜湖医院和香港葛量洪医院、玛丽医院、广华医院及广东肿瘤医院取得了合作；在初级卫生保健服务方面，与工人医疗所、同善堂医疗所、街坊福利社和归侨总会私人诊所进行合作。

以镜湖医院公私合营模式为例，镜湖医院的公私合营主要体现在私人筹建、非营利性运营、政府扶持和购买。自 1987 年起，政府每年以"买位"（政府买下医院一定数目的病床专供享受免费待遇的患者使用）的方式资助医院，资助金额约占医院年总收入的 20%。具体来看，镜湖医院第二门诊是一种"私人运转的公立门诊"，由镜湖医院慈善会及政府资助，并设有政府委办的免费预防疫苗注射站，对新生儿及儿童进行免费预防接种。住院部普通 C 等及 K 等病房（三人房，共 225 张床位）被政府购买和使用，收费低廉且对特定人群免费使用。此外，镜湖医院的康宁中心和透析中心也是由政府资助，康宁中心免费为晚期肿瘤患者提供善终服务，透析中心主要为终末期肾衰竭患者提供血液透析服务。在医疗卫生领域实行公私合营一方面减少了公立医院的超负荷压力，另一方面可满足部分居民较高的医疗服务需求，在等候时间、门诊服务时间方面镜湖医院有较大优势，各科门诊基本不需预约等候，可实现即日就诊。

初级保健服务领域，一方面，政府与某些民间机构或慈善组织开设的非营利诊所合作，购买特定类型的服务，目前有 8 个此类诊所参与其中；购买的服务种类包括老人和学生的初级卫生保健、中医药服务、学童牙沟封闭服务、子宫颈癌筛查服务和流感疫苗注射服务等。另一方面，自 2009 年起开展"医疗补贴计划"，同样覆盖与政府签订协议的非营利或营利性诊所。

2019 年资助 13 家非营利医疗机构，合计提供超过 84.5 万人次的医疗服务，包括中西医门诊、牙周洁治、学童牙沟封闭、家居护理、子宫颈癌筛查、心理治疗，以及病理解剖、血液透析、化验、化疗、放射治疗、心科介入及心外科手术、大肠癌筛查、儿童语言治疗和其他转诊服务。另资助 7 家非营利医疗机构举办健康推广和培训等活动。自 2018 年度医疗补贴计划开始，改以电子医疗券方式推出，有助快捷地分析、了解和监管医疗券的使用状况，同时将使用期限延至两年，提高居民使用医疗券的灵活性。至 2019 年年底，约有 40 万人使用（见专栏 2）。

专栏 2　澳门医疗补贴计划

为扶助私家医生发展，推广家庭医学制度，鼓励居民重视个人保健，借此加强公私营医疗合作及拓展社区医疗资源，2009 年行政长官何厚铧财政年度施政报告中，提到特区政府在 2009 年向每位澳门居民派发医疗券，以推动"家庭医生"发展，培养居民进行保健、身体检查的习惯，提升预防意识，长远地提升社会医疗服务的综合水平及多元化的选择；2009 年 6 月 1 日《政府公报》刊登第 15/2009 号关于"医疗补贴计划"的行政法规，标志着"医疗补贴计划"正式推行，开拓了公私营医疗系统合作的新模式。自 2009 年推出计划以来，已连续 8 个年度取得超过八成居民印取医疗券、使用率达九成的良好效果，逾八成居民自用于个人保健或诊治小病，约四成居民选择中医服务，其次为西医及卫生护理服务场所（综合诊所）；参与计划的医生，由 2009 年的 1049 人增加至 2017 年的 1264 人，增长约两成。

医疗补贴以医疗券方式给付，每张医疗券面值的澳门元，医疗券属一种对私人卫生单位提供家庭医学医疗服务的特别给付方式，直接冲抵现金，但不可用于住院或购买医疗用品、器材、药品。澳门居民可在使用期限（一般为一年）内至任意与政府签订协议的非营利或营利性诊所使用，医疗机构接受医疗券后，再向政府兑取现金。政府文件规定医疗券设有移转权限，仅可移转一次，经记名背书后可移转予受益人的配偶、父、母、子、女，且其须为澳门特别行政区永久性居民身份证持有人。

2018 年医疗补贴计划进一步优化，将医疗券使用期限延长至两年，同时研究推出智慧医疗券，通过电子医疗券方式向每位受益人发放 600 澳门元补贴，合资格居民无须列印医疗券，可持有效澳门永久性居民身份证到已加入计划的医疗人员执业场所就诊，通过医疗券系统缴付诊金，以此加强和引导智慧医疗系统的构建，进一步配合医疗服务发展的策略目标。

"医疗补贴计划"的推行有助于加强居民的个人保健意识，鼓励居民更多使用私家医生服务，逐步建立家庭医生的关系，并扶助私家医生改善经营，促进医疗业界发展，同时减轻居民就诊开支及政府医疗机构的负担。

三、财政对医务工作者的支付

（一）澳门卫生局成员

澳门卫生局成员属于公务员系统，其薪酬受制于一套根据法律制定的公务员薪酬制度。通常薪酬以责任和工作的复杂程度为基础，其他条件是公务员的资历、技能、知识和经验。在卫生局内部，每个工作根据公务员的资历，给予一个"工资指数"，从 100 点到 1000 点，月工资等于"工资指数"乘以相应薪俸点标准的澳门元。主管级公务员（包括局长、副局长）有两种薪酬选择，视其为专科医生或普通医生而定。

公务员超过规定时间工作给予超时补贴。澳门的公务员薪酬制度规定每月加班工作的时间每人每月不应超过 52 小时，卫生局不受该项限制。它作为一个自治机构，允许每位医生超时补贴每月不超过 72 小时。平时加班以 1 比 1.5 支付报酬，而周末和节假日以两倍付酬。管理层公务员，如局长和副局长没有超时补贴。但是如果管理层公务员选择保留专科医生工资指数，他们可以获得 20% 领导津贴，这 20% 领导津贴不适用于选择薪酬办法。

（二）医生

澳门医生的工作制度有正常工作、加时工作和特别工作三种形式，正常工作制度为每周在部门工作 36 小时；加时工作制度为每周在部门工作 45 小时；特别工作制度为每周在部门工作 45 小时，且有义务随时前往部门执行职务。现有医生薪酬制度按工作小时和随传随到支付医生报酬，不考虑工作效率和所需技能，也不注重诸如完成记录之类的行政责任，可能在一定程度上制约医生效率。在多数国家，医生是高报酬专业人士。这种经济上的补偿，部分由于一个医生在完成大学医科预备课程、医学院、普通实习医生和专科医生实习后，在准备进入此行业作为一名完全合格的医生或专科医生之前，必须在知识学习方面作出努力，在经济上作出牺牲。在大多数西方国家，高中毕业以后的教育和培训可长达 14 年。医生的工作对于居民健康和需要帮助的个人至关重要，因此医生作为专业人员，必须承诺要在执业的全部时间内保持和提高他们的技能。世界上其他地方的医生一般年收入受其专业职程、每周工作时间、行政管理技能和病人数目的影响，医生工作所在的社会富裕程度也影响医生最终的收入。对医生或者任何收取薪金的专业人员付超时补贴是罕见的，即使在中国香港或者美国也不是这样做的。在大多数工业化的国家和地区，例如美国和中国香港，医生的报酬是按月发给固定工资，而不是固定工资加超时和"随传随到"等的补贴。

澳门法律规定政府公务员每周工作 36 小时。平时加班工作以正常工资的一倍半付给加班费，周末和假日以双倍工资付给。澳门卫生局的医生和所有其他政府公务员一样，按法规其工资指数从 440 点到 900 点（见表 5-2）。将工资指数乘以薪俸点工资即为月工资数。除实习医生和来自内地的合同医生外，所有其他每周工作 45 小时的医生，均获得以下附加工资：普通医生为正常月工资的 35%，专科实习医生为正常月工资的 35%，专科医生因为多工作 9 小时和参加随传随到制度，给予正常月工资的 65%。

表 5-2　澳门医生工资指数

（单位：薪俸点）

职等	职级	职阶				
		1	2	3	4	5
4	主任医生	880	890	900	—	—
3	顾问医生	800	820	840	860	—
2	主治医生	740	760	780	—	—
1	普通科医生	560	570	580	590	600
—	牙科医师	440	465	490	520	550
专科培训的实习医生		620				
全科实习的实习医生		480				

数据来源：澳门卫生局。

2000 年梁氏顾问有限公司《澳门卫生体制的研究与评估》建议设立一个薪酬委员会，拟定一种合理的医生薪酬制度，考虑专业职程、看病的工作量、每年的继续教育、工作条件、教育的情况和行政责任，同时还应考虑私人开业医生的收入与澳门居民的人均收入；取消医生的超时补贴，应根据其工作量确定固定月工资。并指出现有的医务人员的薪酬制度应该加以改进，不应强调超时，而应该强调资历、责任和工作效率，在现有的薪酬制度中存在明显的不公平性。例如，实习医生和经验丰富的专科医生的薪酬水平相差无几。在某些情况下，高级职位的行政人员薪酬却低于其下属。

（三）护士

澳门政府医疗机构护士的工作制度有正常工作和轮值工作两种形式，正常工作制度下，护士须每周工作 36 小时，每日的正常工作时段不得超过 8.5 小时；轮值工作以每月为基础，包括星期六、星期日及公众假期，而每月工作时数须相等于公共行政工作人员在该月提供的工作时数。除此之外，对护士适用随传随到制度，即其在正常工作时间以外的时间可被召唤执行职务。

根据澳门卫生局人力资源厅的规定，护士的工作安排由医疗部门的科室决定。然而护士超时补贴按积累超过每周 36 小时在月底计算。如果某一护士在某周工作 40 小时，而在下一周工作 32 小时，则他（或她）没有加班费。正常加班以正常工作一倍半付酬，周末和节假日按正常工作两倍付酬。和医生不同，护士在周末和假日工作只有当其工作超过每周 36 小时才可以获得超时补贴。在夜班、周末和假日工作的护士可以获得 30% 的附加工资。轮值工作的津贴以每一轮值时段，并按下列情况发放：在星期六、星期日及公众假期早上八时至晚上八时期间的工作，给予每月薪俸的 0.75% 的津贴；在晚上八时至零时期间的工作，给予每月薪俸的 0.75% 的津贴；在晚上八时至凌晨四时期间，轮值工作时间等于四小时或以上，给予每月薪俸的 0.25% 的津贴；在零时至八时期间，轮值工作时间等于四小时或以上，给予每月薪俸的 2% 的津贴；每月给予护士的轮值津贴金额不得超过个人薪俸点的 25%（见表 5–3）。

表 5–3　澳门护士工资指数

（单位：薪俸点）

职级	职阶				
	1	2	3	4	5
护士监督	700	710	720	735	—
护士长	600	610	620	630	—
高级专科护士	550	560	570	580	—
专科护士	510	520	530	540	—
高级护士	475	485	495	505	—
一级护士	430	440	450	460	470

数据来源：澳门卫生局。

（四）药剂师及高级卫生技术员

2019 年，澳门共有 294 间药房、15 间药行及 128 间中药房，以及 151

间药物产品出入口及批发商号，共 592 间药物业商号。在澳门卫生局注册的药剂师及药房技术助理分别有 666 名、281 名。

在澳门药剂师及高级卫生技术员的工作制度有正常工作和轮值工作两种形式，与护士工作制度类似，在正常工作制度下药剂师及高级卫生技术员须每周工作 36 小时，而每日的正常工作时段不得超过 8.5 小时；轮值工作以每月为基础，包括星期六、星期日或公众假期，而每月工作时数须相等于公共行政工作人员在该月提供的工作时数。同样对药剂师及高级卫生技术员也适用随传随到制度。

药剂师及高级卫生技术人员职程各职级人员的薪俸见表 5-4 和表 5-5，根据职等和职阶的不同，药剂师的工资指数从 500—800 点不等，高级卫生技术人员工资指数从 460—765 点不等。

表 5-4　澳门药剂师工资指数

（单位：薪俸点）

职等	职级	职阶			
		1	2	3	4
5	高级顾问药剂师	780	800	—	—
4	顾问药剂师	695	715	735	750
3	高级药剂师	630	650	670	—
2	一等药剂师	565	585	605	—
1	二等药剂师	500	520	540	—

数据来源：澳门卫生局。

表 5-5　澳门高级卫生技术人员工资指数

（单位：薪俸点）

职等	职级	职阶			
		1	2	3	4
5	首席顾问高级卫生技术员	745	765	—	—

职等	职级	职阶			
		1	2	3	4
4	顾问高级卫生技术员	655	675	695	715
3	首席高级卫生技术员	590	610	630	—
2	一等高级卫生技术员	525	545	565	—
1	二等高级卫生技术员	460	480	500	—

数据来源：澳门卫生局。

轮值津贴以每一轮值时段，并按下列情况发放：在星期六、星期日及公众假期早上八时至晚上八时期间的工作，给予每月薪俸的 0.75% 的津贴；在晚上八时至零时期间的工作，给予每月薪俸的 0.75% 的津贴；在晚上八时至凌晨四时期间，轮值工作时间等于四小时或以上，给予每月薪俸的 1.25% 的津贴；在零时至早上八时期间，轮值工作时间等于四小时或以上，给予每月薪俸的 2% 的津贴；每月给予药剂师及高级卫生技术员的轮值津贴金额不得超过其薪俸的 25%，也不得强制其提供超过上述百分比津贴金额的轮值工作。

（五）诊疗技术员

澳门诊疗技术人员工作制度有正常工作和轮值工作两种形式，在正常工作制度下诊疗技术员须每周工作 36 小时，而每日的正常工作时段不得超过 8.5 小时；轮值工作以每月为基础，包括星期六、星期日或公众假期，而每月工作时数须相等于公共行政工作人员在该月提供的工作时数。同样对诊疗技术员也适用随传随到制度。

诊疗技术员职程各职级人员的薪俸见表 5-6，根据职等和职阶的不同，诊疗技术人员的工资指数从 430—735 点不等。

表 5-6　澳门诊疗技术人员工资指数

(单位：薪俸点)

职等	职级	职阶			
		1	2	3	4
5	首席顾问诊疗技术员	715	735	—	—
4	顾问诊疗技术员	625	645	665	685
3	首席诊疗技术员	560	580	600	—
2	一等诊疗技术员	495	515	535	—
1	二等诊疗技术员	430	450	470	—

数据来源：澳门卫生局。

诊疗技术员轮值津贴以每一轮值时段，并按下列情况发放：在星期六、星期日及公众假期早上八时至晚上八时期间的工作，给予每月薪俸的 0.75% 的津贴；在晚上八时至零时期间的工作，给予每月薪俸的 0.75% 的津贴；在晚上八时至凌晨四时期间，轮值工作时间等于四小时或以上，给予每月薪俸的 1.25% 的津贴；在零时至早上八时期间，轮值工作时间等于四小时或以上，给予每月薪俸的 2% 的津贴；每月给予诊疗技术员的轮值津贴金额不得超过其薪俸的 25%。

(六) 卫生助理员

澳门卫生助理人员工作制度有正常工作和轮值工作两种形式，在正常工作制度下卫生助理员须每周工作 36 小时，而每日的正常工作时段不得超过 8.5 小时；轮值工作以每月为基础，包括星期六、星期日或公众假期，而每月工作时数须相等于公共行政工作人员在该月提供的工作时数。同样，对诊疗技术员也适用随传随到制度。

卫生助理员职程各职级人员的薪俸见表 5-7，根据职等和职阶的不同，卫生助理人员的工资指数从 150—385 不等。经相关部门负责人建议并获澳门卫生局局长批准，可向在法医部门执行职务的卫生助理员发放一项每月附

加报酬，每月附加报酬的金额相当于公共行政工作人员薪俸表内的薪俸点
100 点的 50%，且可随时被终止。

表 5-7　澳门卫生助理人员工资指数

（单位：薪俸点）

职等	职级	职阶									
		1	2	3	4	5	6	7	8	9	10
—	一般服务助理员	150	160	170	180	190	200	210	220	240	260
2	一等护理助理员	280	295	310	325	340	355	370	385	—	—
1	二等护理助理员	195	205	215	225	235	245	255	265	—	—

数据来源：澳门卫生局。

轮值津贴以每一轮值时段，并按下列情况发放：在星期六、星期日及公
众假期早上八时至晚上八时期间的工作，给予每月薪俸的 0.75% 的津贴；在
晚上八时至零时期间的工作，给予每月薪俸的 0.75% 的津贴；在晚上八时至
凌晨四时期间，轮值工作时间等于四小时或以上，给予每月薪俸的 1.25% 的
津贴；在零时至早上八时期间，轮值工作时间等于四小时或以上，给予每月
薪俸的 2% 的津贴；每月给予卫生助理员的轮值津贴金额不得超过其薪俸的
25%。

（七）牙医

牙医在私家诊所执业的人数占澳门的大部分，2004 年私人诊所中执
业的牙医占比为 86%。在政府部门执业的牙医，其薪酬支付与普通医生
类似。

四、财政对其他机构的支付

（一）药店

澳门医疗卫生费用中，药品费用占比大约只有 20%，这得益于澳门的医药分开制度。患者在医疗机构经检查、诊疗后，可持医生处方到药店自行购买药品，所有的药店都是私营机构。公立医疗机构中的服务提供与药品提供也是分开的。澳门卫生局通过招标方式确定药店，向那些持有政府医疗机构医生处方的患者免费提供目录内药品，澳门卫生局按照招标价格加上一定的服务费给予药店补偿。

与政府有协议的私人药房数目呈现先增加后下降趋势，2019 年与政府有协议的私人药房有 56 家；处方数目合计 46.5 万，相比 2008 年增加了32.1%；药房开支 2019 年为 24280 万澳门元，与 2008 年相比增加了 61.3%，如表 5-8 所示。

表 5-8　与政府有协议的私人药房开支

项目	2008 年	2009 年	2010 年	2011 年	2012 年	2013 年	2014 年	2015 年	2016 年	2017 年	2018 年	2019 年
药房数目（家）	51	63	76	92	85	74	78	60	59	57	56	56
处方数目（万）	35.2	46.7	47.2	37.7	39.1	28.7	36.5	44.3	42.5	41.0	45.2	46.5
药房开支（百万澳门元）	150.5	209.9	209	214.2	296.2	244.6	289.4	338.8	327.2	289.4	286.6	242.8

数据来源：澳门卫生局：《统计年刊》。

第六章　澳门医疗保障筹资

澳门医疗卫生服务资金来源以政府税收为主，政府直接拨款或资助支付公共医疗费用，约占澳门医疗总开支 70%，除了政府直接拨款，医院还有其他的收入来源，主要是公立医院（仁伯爵综合医院）通过提供医疗服务取得，包括个人自付、私人医疗保险支付的费用等，约占医院总收入的 4.5%。随着澳门人口数量增加和老年人口比例增加，更多的老年人需要更多医疗服务，而医疗成本也在不断增加，预计会给澳门特区政府带来资金压力。澳门健康保险制度主要有私人自购健康保险、公务员医疗保险、选择性的劳动意外保险、学校意外保险等。社会筹资也是澳门卫生筹资的重要组成，不少的医疗机构是由民间的社团、机构或宗教组织所设立的，属于慈善或互助性团体提供收费低廉的西医门诊和检验服务等。倡导"能者自付"，改良免费医疗，探索符合澳门实际，建立更高效率更富韧性更可持续的多元卫生筹资机制与澳门民众健康福祉息息相关。

一、澳门的医疗保障制度

澳门的医疗卫生体系分为政府和私营两大系统。在政府医疗服务系统方面，现行法令规范了公共医疗服务的收费模式，澳门居民使用卫生中心的基层医疗服务属免费，孕产妇、儿童、中小学生、65 岁或以上长者、教职员、患有肿瘤、传染病和精神病等特定疾病患者，以及持残疾评估登记证的人群可享有免费的专科医疗服务，而其他本地居民则可获 30% 费用豁免。至于持外地雇员认别证的收费比率是 100%，持其他证件的是 200%。根据相关资料的估算，目前享有政府免费专科医疗服务的特定人群约占澳门本地人口的 55%。

私人的医疗保障方面，主要由企业雇主和居民本人融资购买商业医疗保险。通常由雇主提供，或者雇主和居民共同出资，或者居民以自费的方式购买商业医疗保险。居民个人出资购买的私人医疗保险由其个人根据自身能力在保险市场选择合适的产品，目前澳门保险公司超过 20 家，能够为居民提供不同的商业保险计划。近年来，随着居民健康意识的提升，参与私人医疗保险的人数逐步增加。同时，大型企业、博彩公司等也为员工购买了团体医疗保险。

澳门特别行政区内的金融监管架构属澳门金融管理局，用于监管包括银行、保险和其他信用活动在内的金融业，以促进金融业的良性发展、保障有关各方的合法权益。

二、澳门医疗保障筹资与覆盖范围

1984 年澳门政府根据 WHO 对卫生工作提出的新概念，在施政方针中提出建立覆盖全民的医疗卫生体系，其后通过 1986 年第 24/86/M 号法令和 1989 年第 68/89/M 号法令，确立了以税收为筹资来源，由政府部门直接提供的医疗保障方案。

澳门目前实行的是医疗保障福利制度，同时采取政府和私营医疗机构并行发展的策略，互相协同，互补不足，积极提升和优化医疗服务质量，保障居民身心健康（见图 6–1）。澳门卫生服务资金来源主要以政府税收为主，政府直接拨款或资助支付公共医疗费用，约占澳门医疗总开支的 70%，政府医疗资源的投入以维持和提升居民健康为目标。其余卫生费用来自患者的个人支付，由卫生服务使用者直接支付个人的医疗及相关费用，约占澳门医疗总开支的 30%。

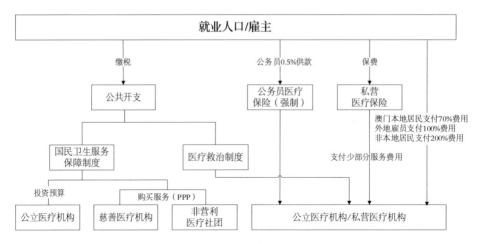

图 6-1　澳门医疗保障体系

澳门近年卫生筹资情况，政府支出占卫生总费用的比例一直在 70% 以上。政府来源的筹资所占比例不断增加，截取 2013—2016 年数据分析，个人所占比例逐步降低了约 4 个百分点。

（一）公共筹资

医疗保障福利制度的主要经费来源是政府预算，主要用于支持政府的卫生行政及医疗卫生服务活动，小部分资助非营利团体的医疗服务。除了政府直接拨款，医院还有其他的收入来源，主要是公立医院（仁伯爵综合医院）通过提供医疗服务取得，其中包括门诊挂号费用，专科卫生保健服务中本地居民、劳工、外籍人士及游客自付的费用，私人医疗保险支付的费用等，约占医院总收入的 4.5%。较高的卫生福利政策给政府带来较大财政负担，统计资料显示，公共医疗卫生开支一直呈上涨趋势。政府卫生支出从 2008 年的 21.75 亿澳门元增长到 2019 年的 88.10 亿澳门元，增长了 3.05 倍（见表 6-1）。虽然由于澳门当地的 GDP 不断增加，卫生支出占比总体变化不大，但是澳门的卫生筹资主要来自于政府税收，澳门高增长的经济主要依靠博彩旅游业的带动，政府的税基相对狭窄，税率又低，主要收入来自赌博专营税，2019 年政府总收入中博彩税收占比超过 80%，且近年来呈现上升趋势

表 6-1　2008—2019 年澳门政府卫生开支情况

卫生开支	2008 年	2009 年	2010 年	2011 年	2012 年	2013 年	2014 年	2015 年	2016 年	2017 年	2018 年	2019 年
政府卫生开支（亿澳门元）	21.75	28.44	31.19	39.35	42.28	44.48	52.99	65.71	69.89	73.62	73.85	88.10
人均政府卫生开支（澳门元）	4002	5333	5767	7057	7261	7324	8330	10163	10832	11279	1059	12962
占政府总开支比重（%）	8.2	8.5	8.1	8.8	8.2	9.6	9.2	10.2	10.3	9.8	9.2	10.7
占本地生产总值比重（%）	1.29	1.65	1.38	1.33	1.22	1.08	1.21	1.83	1.94	1.82	1.65	1.98

数据来源：澳门统计暨普查局。

表 6-2　政府财政收入来源及构成

收入	2008 年	2009 年	2010 年	2011 年	2012 年	2013 年	2014 年	2015 年	2016 年	2017 年	2018 年	2019 年
政府总收入（亿澳门元）	622.59	698.71	884.88	1229.72	1449.95	1759.49	1618.61	1161.11	1105.02	1263.67	1413.13	1407.30
其中：博彩税收比重（%）	69.4	65.4	77.7	81.0	78.2	76.4	84.5	77.1	76.4	79.0	80.3	80.1
其他收入比重（%）	30.6	34.6	22.3	19.0	21.8	23.6	15.5	22.9	23.6	21.0	19.7	19.9

数据来源：澳门统计暨普查局。

（见表6-2）。另一方面，随着澳门人口数量增加和老年人口比例增加，更多的老年人需要更多医疗服务，而医疗成本也在不断增加，政府财政支出中的医疗费用开支，在未来几年内将会较目前呈现不断增加的趋势，预计会给澳门特区政府带来资金压力。

（二）补充性筹资来源

1. 自愿健康保险

澳门健康保险制度主要有私人自购健康保险、公务员医疗保险、选择性的劳动意外保险、学校意外保险等。根据金融管理局的资料，2019年购买个人医疗保险人数有37.7万份，总保费约接近19.3亿澳门元，平均每人保费约5100澳门元。在购买医保的总人数中，本地居民占82.5%。其中，18—44岁为购买医疗保险的主要群体，约占一半，65岁及以上的仅占1.6%，其余岁组则约占两成半。

2. 社团筹资

澳门医疗卫生服务体系中私营医疗机构数量占大多数，2017年私立医疗机构占比为97.9%，其中有不少的医疗机构是由民间的社团、机构或宗教组织所设立的，属于慈善或互助性团体，如镜湖慈善会、同善堂、工会、街坊会、教会等自行筹集资源，用于部分地支持社团的医疗服务。

在基本医疗服务方面，由民间的社团、机构或宗教组织资助成立的较具规模的有：同善堂诊所，其经费主要由同善堂向社会人士募捐得来；工人医疗所，由工联会设立，主要向澳门的广大劳工阶层提供收费低廉的西医门诊和检验服务；街坊总会及坊众会医疗所，澳门多个坊众互助会均附设有医疗诊所，既有中医也有西医；协同诊所，由基督教团体开设的具有慈善性质的诊所等。专科服务方面，以现今澳门规模最大的非营利慈善性质的私立医院镜湖医院为例，1871年由澳门历史悠久的民间华人社会福利团体镜湖慈善会出资建设。

3.患者自付费用

患者自付费用是私营医疗机构收入的主要来源，社团服务通常也部分地收费，少部分居民使用政府医院服务时须付费。

目前的澳门医疗制度中，除十类特殊组别的人群可在政府医疗机构获得免费专科医疗卫生服务（即医院专科门诊、急诊及住院服务）外，其余人群使用专科医疗卫生服务时均须支付部分费用。政府医疗机构专科卫生服务以仁伯爵综合医院为例，其门诊挂号澳门本地居民收费 42 澳门元，外地雇员收费 60 澳门元，非本地居民收费 120 澳门元；其他医疗费用收费比例为：澳门本地居民可在接受政府提供的专科医疗卫生服务中支付 70% 费用，外地雇员支付 100% 费用，非本地居民支付 200% 费用。患者在私营医疗机构就医时，除与政府有协议的私营诊所就医可获得部分资助外，其余私营机构就医患者均须支付全部费用。

近年来，"能者自付"曾多次被特区政府及相关研究者提出，旨在改良免费医疗，缓解政府财政压力，如果这一措施得到实施，预计未来医疗费用支付构成会有所变化。

三、澳门的卫生保健福利与配给

（一）卫生保健福利

20 世纪 80 年代以前，政府医疗卫生福利政策处于非常贫乏的阶段，可享受政府医疗卫生福利的居民有限，这些居民主要是军人、公务员及其家属，政府在保障居民健康生存权、投资于民、对于所得分配不公平而作出补救等方面没有发挥其必要的作用，有经济困难的居民在有伤病治疗的需要时，只能求助于慈善机构。1986 年以后澳门医疗卫生福利有了极大改进，澳门政府在澳门范围内设立卫生中心，为居民提供免费初级卫生保健服务。在专科卫生保健服务中，根据第 24/86/M 号法令及后来的第 68/89/M 号法令，规定了特殊人群组别可接受这方面的免费服务，包括：①年龄在13岁及以下以及中、小学校的所有在学学生；②妇女在怀孕期、分娩及产后30天内；③接受家庭计划辅导者；④所有政府公职人员及其家属；⑤持有澳门政府社会福利处发出的贫民证；⑥被刑事扣留者；⑦怀疑患有传染性疾病、吸毒者、癌症及精神病患者；⑧各类疫苗注射；⑨年龄在65岁及以上的人士；⑩澳门教师。除上述特殊人群组别外的居民，政府为到公立专科医疗服务机构就诊的病人支付30%医疗费用。

澳门政府主导的医疗保障体系覆盖范围广：澳门居民在卫生中心享有费用全免的初级卫生保健服务，2016年卫生中心使用人次约76.7万；专科医疗方面，孕产妇、儿童、长者与中小学生，以及患有严重疾病如癌症、精神病等人士，合计超过五成人口享有免费的公立医院服务。其他居民也享有三成的医疗费用减免。2016年仁伯爵综合医院专科门诊、急诊及住院人次约71.9万；约八成公立医院病人享有免费的专科诊治和康复护理服务；对于因经济困难无力支付医疗费用，且不属于免费医疗范畴内的居民，特区政府设有医疗援助机制，提供全部或单项豁免收费，2016年医疗援助个案约1000宗。目前政策和制度已保证居民不会因为经济问题而失去诊断和治疗的机会，政府对居民健康承担较大责任，居民所享有的医疗保障比较全面。

然而澳门地区仍有部分人群没有被医疗保障所覆盖。在目前的医疗保障制度下，澳门居民大致上可分成三类组群，分别得到不同类别的专科及住院保障。第一类是弱势社群及特定职业的人士，例如长者、贫困人士、长期病患者、公务员及教师等，他们可以免费或以较低的付出享受仁伯爵综合医院的各项医疗服务。第二类是在大型企业及公共机构任职的雇员及其直系亲属，他们得到雇主所提供的医疗保障，保障水平则因企业或机构而异，最优厚的可以在公立及私营医院，享受完全免费的专科门诊及住院服务。第三类是没有任何"集体性"医疗保障的人士，他们在患病时须自行支付医疗费用或事先购买私营医疗保险，这部分人群虽然仍可在接受政府提供的专科医疗卫生服务中获得30%的费用减免，但由于医疗费用不断上涨，对于一些慢性疾病或较严重的疾病，自付 70% 的医疗费用也可能对患者家庭带来沉重的经济负担。这类人士是缺少保障的群体，其医疗开支的负担相对沉重，他们的处境暴露出目前澳门医疗保障制度的缺陷。由于疾病的发生不能预知，如果没有一个完善的医疗保障政策，可能导致患病人士及其家人陷入经济困境之中。由于此年龄层以劳动人口为主，有工作能力，离老龄阶段仍有一段时间。因此在改革医疗融资体制的同时，政府应对这十类免费组别人群重新作出评估及界定，将有限的资源运用于最有需要的人群上。同时也应确定明确的政策目标，提供全面优质的医疗卫生保健及公共卫生服务。

（二）药物

澳门卫生局药品和医药产品通过澳门大药房商会制定一份药品和医药产品目录并由当地药房的药剂师加以补充，此表为协议药物目录。澳门卫生局药品目录（或处方药品目录）列明了医院和卫生中心的药房为医院住院病人和卫生中心门诊病人提供必需药品和医药产品。澳门卫生局的药品，每年通常以招标方式购买。药品目录在招标过程中每年更新。根据澳门法律，符合规定的病人可免费配药，并在医院和卫生中心的药房取药，医院主要为住院病人提供药品，当地的药房根据与澳门卫生局的合同给所有医院门诊病人按处方配药，医院的门诊病人免费在本地的药房取药，然后药房从澳门卫生局得到补偿。

（三）配给与等候

澳门的公立医疗系统由于实行的是免费政策，导致来自需方的需求量比较大，公共资源有限，非紧急的病人始终存在较长的等候时间。2019 年澳门仁伯爵综合医院专科门诊整体等候时间为 39.3 天，其中骨科等候时间较长，达到 107 天；等候时间最短为 12.6 天（主要是神经外科和口腔科）。也正是由于"等候时间"这一"双刃剑"的作用，将一部分需求分流到私营医院和诊所，而对于那些"年轻力壮"的非"脆弱人群"主要以寻求私营医疗服务为主，而且他们也具有一定的支付能力，也有购买私人医疗保险，但没有参加社会保险和分担疾病风险的意愿。对于享受政府免费政策的"脆弱人群"，也不希望福利待遇水平下降，因此居民的意愿是维持现有的福利水平和模式。澳门卫生局将继续完善医疗分流机制，确保有紧急需要的就诊者得到适时的诊治，同时通过资源的投入，尽量缩短等候时间。

第七章 澳门离岛医疗综合体

特区政府成立以来，积极推行"以人为本"的卫生政策。随着经济和社会的进一步发展，特别是澳门本地人口和流动人口的大幅增加，离岛的迅速发展，居民健康意识的提高，卫生部门职能和服务的不断扩充，以及对未来人口发展的预测等都扩大了对医疗卫生服务的需求，也对现有政府医院和卫生中心等医疗卫生设施构成挑战。澳门特区政府《完善医疗系统建设方案》，从离岛医疗综合体、扩建及重建工程、初级卫生保健网络三个层面改善澳门医疗设施，进一步完善特区政府的医疗服务供给系统，为民众提供更优质的医疗保障和服务，提高澳门整体的健康水平。离岛医疗综合体项目是澳门特区优化健康服务，完善健康保障的重要举措。

一、离岛医疗综合体的建设背景

随着澳门经济社会不断发展，特别是近年来澳门离岛快速发展，人口逐渐向离岛和新发展区迁移，加上公共房屋项目的陆续落成，现有医疗设施已不能满足民众医疗卫生服务需求和澳门离岛未来发展需要。

（一）人口老龄化进程加快

居民人口增长及老龄化程度增加了医疗服务需求。2005—2009 年澳门人口由 48.4 万人增加至 54.2 万人，累计升幅约 12%（见表 7–1）。在人口结构方面，也有呈逐渐迈向老龄化社会的特征。随着居民健康意识的提升、生活方式的改变，在疾病谱、人口结构、医患关系、就医习惯等方面均有了很大的变化，对现有的医疗设施构成巨大压力。

表 7-1 2005—2009 年的人口增长

	2005 年	2006 年	2007 年	2008 年	2009 年
自然增长净值（人）	2056	2492	2992	2961	3100
移民迁移净值（千人）	19.6	26.7	21.7	8.1	−10.1
实质净值（千人）	21.6	29.2	24.7	11.1	−7.0
居住人口（千人）	484.2	513.5	538.1	549.2	542.1
其中：男（千人）	233.5	252.5	265.7	269.5	261.2
女（千人）	250.7	261	272.4	279.7	280.9

数据来源：澳门卫生局。

（二）医疗服务需求不断上升

基于"人人享有基本医疗保健"的宗旨，澳门居民在卫生中心既可获得免费卫生保健服务，凡经由卫生中心或急诊转往仁伯爵综合医院的就诊者，也可以享有较为低廉或依法享有免费的专科医疗服务。仁伯爵综合医院还要承担依法享有免费医疗的人士和澳门公务人员及其家属的医疗卫生保障，免费就诊人次约占医院的七成半服务量。

随着经济发展及社会环境的转变，居民健康意识与就医需求有了很大的变化，在科技进步与治愈率不断提高的情况下，医疗工作的效率与压力也随之升高。澳门特区一系列大型旅游度假设施和大型体育运动场馆的落成启用，在澳门举行的大型国际会议和体育活动的增多，使澳门的流动人口也急剧上升，如此种种都加重了医疗服务系统的压力。

根据澳门卫生局的历史统计数据显示，仁伯爵综合医院住院人数从2005 年的 15685 人增至 2009 年的 17689 人，增加 12.8%，门诊人数则上升21.0%，急诊人数上升 15.4%。仁伯爵综合医院 2009 年共有 601 张病床，入住率超过 82%。此外，2000—2009 年卫生中心门诊服务量也持续增长，卫生中心门诊由 31.3 万人次上升至 52.3 万人次，升幅近七成（见图 7–1）。

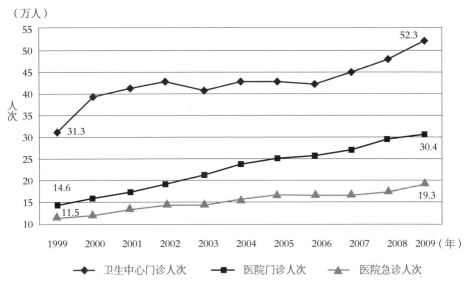

图 7–1　1999—2009 年主要医疗服务变化趋势图

数据来源：澳门卫生局。

（三）居住人口的迁移和变动

根据澳门统计暨普查局《2006 中期人口统计总体结果》数据显示，在 2001 年 8 月至 2006 年 8 月的五年间，有 38.2% 的居住人口曾迁移居所，其中以氹仔最显著。现居于氹仔的 5 岁及以上居住人口中，有 50.9% 是在 2006—2009 年迁入该区的，同期有 10.1% 人口曾在氹仔作内部迁移。十多年来，离岛人口增长最为明显。

随着澳门城市的不断发展，居住人口逐渐由旧城区向离岛或新发展区域迁移，小区居住人口也随之发生变化；2009 年居住在氹仔堂区的人口已达全澳门人口的 15%（见表 7–2、图 7–2）。在城市和人口的急速发展和扩张之下，特别在离岛各大型住厦，以及氹仔美副将马路和路环石排湾地段的公共房屋相继落成后，离岛居住人口的迁入加速，同时外来流动人口的增加，对离岛原有卫生设施的分布及其配套所提供的医疗服务构成了挑战。

表 7-2　1996—2009 年居住地点之人口统计

	1996 年中期人口统计		2001 年人口普查		2006 年中期人口统计		2009 年人口统计	
	人口数（人）	占比（%）	人口数（人）	占比（%）	人口数（人）	占比（%）	人口数（人）	占比（%）
澳门半岛	390928	94.4	388647	89.3	433730	86.4	463300	85.4
离岛	20205	4.9	44690	10.3	66585	13.3	78900	14.3

数据来源：澳门统计暨普查局。

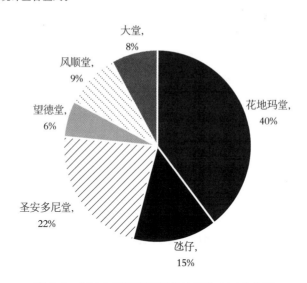

图 7-2　2009 年按堂区划分的居住人口分布图

数据来源：澳门统计暨普查局。

（四）医疗设施的更新换代

医学发展日新月异，尤其是近年来医疗技术的不断提高，新型医疗设备的出现，提高了对现代化医院建筑设计的要求。新技术、新材料与高新科技成果在医院建筑中的广泛运用，为医院建筑的不断创新提出了新的挑战。一所现代化的医院，是医学、科技与管理的有机结合，其载体就是现代化的医院建筑。先进的医疗技术与为之服务的高科技在医疗领域的广泛应用，其设备与管网布置十分复杂，要求医院建筑的布局要相对集中并形成一个各部联系方便的统一整体，这不仅可缩短患者就医所走路程，同时也可节约管道的能源损耗。无论是医院建筑物的主体或是医疗设备，能充分使用，即可降低成本，提高效能。

提供专科医疗服务的仁伯爵综合医院随着设施的陈旧老化而不断地进行维修和保护，增加了维护成本，也影响了正常的作业和效能。同时，原来设计规划未能符合现代医疗对卫生设施的要求，更加阻碍了医疗业务的扩充和发展。因此，医疗卫生设施须随着社会和专业发展而进行更新换代，如绿色、智慧、感控的设计，中心化、人性化、个性化的流程等。

（五）卫生部门职能和服务的不断扩充

随着社会和医疗卫生发展的变化，澳门卫生局下辖部门的职能也不断地新增和扩充。特区政府成立后，卫生部门成立了疾病预防控制中心，加强公共卫生的预防能力建设，有力地应对了登革热和 SARS 等疫情。按照特区政府的卫生政策和医疗改革方向，设立了医疗活动申诉评估中心、公务员体检中心等相关部门，同时搬迁捐血中心、兴建新的精神科大楼和新黑沙环卫生中心，并不断推出新的门诊服务，增加中医门诊、加强产前诊断及精神心理等医疗卫生服务供给。

2009 年卫生部门根据卫生领域的施政方向，筹备设立应急协调中心和培训中心、兴建正电子断层扫描（PET-CT）中心及大楼、口岸和控烟办公室、病媒实验室等卫生或辅助设施。筹建专科（传染病）、急诊大楼和澳门卫生局综合服务大楼也列入了计划。

更重要的是，随着居民对医疗服务的要求不断提升，原有的医疗卫生设施已跟不上卫生职能和卫生服务发展的步伐。世界卫生大会公布的《国际卫生条例（2005)》，要求监测和控制的项目扩大到包括传染病和非传染病等国际关注的突发公共卫生事件，其实施的地域范围也不局限于口岸，为达到该条例所要求的核心能力，澳门必须加强医疗卫生系统的建设。

（六）离岛发展的医疗配套设施需求

澳门现有的三家医院，主要承担澳门居民医疗服务的仁伯爵综合医院和镜湖医院都在澳门半岛，唯一离岛的医院（澳门科技大学医院）2006 年前尚欠较全面的专科医疗服务和急诊服务功能。根据香港医管局提交澳门仁伯爵综合医院的《紧急救援实力研究报告》的建议，澳门卫生局除扩充仁伯爵综合医院急诊部外，还应着手研究加强路氹地区的医疗设施规划。

首先，随着金光大道附近的酒店、会展及大型娱乐场所的相继落成，以及经济的进一步发展，近年来离岛的人口急剧增加，人口构成随之发生了很大的变化。

其次，澳门政府在氹仔、路环石排湾地段兴建大型公共房屋，预计此区共可容纳近 3.2 万人。周边的私人楼宇估计可容纳 5.5 万人，合计 8.7 万人。

此外，特区政府为提升居民生活素质，正进行澳凼新城区填海规划的方案，总 350 公顷，当中氹仔以北将划分三个区，填海面积共 165 公顷，规划开发住宅、交通基础设施、绿化空间及文康体设施等。

综上所述，路氹将因公共房屋的落成及离岛填海的城市扩展计划，迅速发展为超过 10 万人口的新城区，加上每年庞大的游客数量，特别是在路氹金光大道的持续发展之下，该区域频繁地举办大型国际和区域会议或活动，以及港珠澳大桥兴建等因素将会不断增加人、车的流量，从表 7-3 的数据来看，以当时离岛的卫生护理条件，有必要尽快加强急诊和医院设施配套。

表7-3　2010年澳门注册医务场所的分布

（单位：个）

类别	澳门区	离岛区	总数
卫生护理服务场所	148	24	172
西医医务所	218	7	225
牙医医务所	80	1	81
中医医务所	152	1	153
总数	598	33	631

数据来源：澳门卫生局。

（七）澳门整体人口的增长预测

根据澳门统计暨普查局发布的《澳门居住人口预测（2007—2013）》，未来澳门人口总体上仍会保持较快的增长速度，预期在2007—2011年首五年的平均增幅达4.6%；其后增幅逐渐收窄。报告指出，澳门居住人口由2006年年底的51.3万人上升至2031年年底的82.9万人，平均年增长率为1.9%。

按照上述的人口预测，2020年前后，澳门人口将达70万人（实际人口较预测值偏低，约68.3万人）。可以预计，随着人口不断增加，特别是在人口老化指数上升趋势下（见表7-4），未来对医疗服务的需求也将持续上升。

表7-4　2006—2031年澳门人口分析预测表

人口特征	2006年	2009年*	2011年*	2016年*	2021年	2026年	2031年
居住人口数量（万人）	51.3	54.2	54.1	64.5	75.2	79.4	82.9
年增长率（%）	—	-1.3	0.7	-0.3	1.3	1.1	0.9
女性人口比例（%）	51.0	51.8	52.2	52.6	51.0	52.0	52.0

人口特征	2006 年	2009 年*	2011 年*	2016 年*	2021 年	2026 年	2031 年
老年人口比例 (≥ 65 岁)(%)	7.0	7.7	7.4	9.8	12.0	16.0	19.0
老化指数	48.0	60.3	59.6	78.9	94.0	124.0	156.0
年龄中位数 (岁)	35	—	37	38	36	37	39

注:标*为历年实际人口数据,以供对照。

数据来源:澳门统计暨普查局:《澳门居住人口预测(2007—2031)》。

二、离岛医疗综合体的建设目标

近年来,澳门经济、社会和文化等多方面均出现了急速的发展与变化,为响应随之产生的日益多元化的医疗卫生要求,及时为居民提供更完善更优质的服务,积极面对澳门整体医疗卫生设施发展条件受制约的问题,卫生部门期望通过医疗设施的扩建或重建等优化工程项目,如仁伯爵综合医院急诊大楼和专科大楼等,配合离岛医疗综合体的进一步落实和兴建,以及对卫生中心数目的适时调整等发展计划,完善政府医疗系统的基础建设,提高医疗服务的供给能力,保障居民身体健康。

2004 年,澳门卫生局设立扩建和筹建办公室。经充分的分析和评估,将扩建和改建工程分为两期进行,第一期工程包括:传染病大楼、行政大楼、宿舍及仁伯爵综合医院的辅助设施、急诊部和停车场;第二期改建工程包括:公共卫生化验所、仁伯爵综合医院的门诊大楼与内部重新规划。根据第 83/2008 号行政长官批示,有关楼宇容许的最高海拔高度,除仁伯爵综合医院急诊扩建项目在容许的范围内,其余扩建及筹建项目设施均超出标准,必须削减楼层高度。

基于人口流量持续上升和大型国际活动的频密举行,为配合日益提高的对急诊服务的需求,仁伯爵综合医院加强急诊服务的能力建设,在设施配套方面，除了增购流动治疗车外，于 2008 年 6 月完成扩充急诊观察室，将观察床增加至 25 张。新急诊大楼于 2010 年年底动工，扩建后的急诊部面积由 133 平方米增加至 4000 平方米，即扩大约 2 倍。

由于受到上述专科大楼的计划变更影响（只能兴建约 120 张床的规模），卫生部门规划筹建路环岗顶传染病康复中心（约 60 张床位），弥补仁伯爵综合医院专科大楼因高度限制而缩减的规模和空间，应对澳门一旦传染病暴发时有足够和完善的防御设施。为满足长者在医疗服务的需求，澳门卫生局和民间医疗机构合作提供住院式的康复病床。资助民间医疗机构筹建路环九澳康复医院，落成后将有 100 张康复病床，以满足居民的需求。

卫生部门除加快已公布的上述扩建和重建项目计划外，同时积极研究和考虑兴建离岛医疗综合体，特区政府在《完善医疗系统建设方案》中提出兴建离岛医疗综合体的计划，离岛医疗综合体预计于 2022 年落成、2023 年投入服务，预计最多可以提供 1087 个床位。并计划将仁伯爵综合医院的一些非重心的医疗项目转移到离岛，而其他如公务员体检中心、捐血中心大楼、培训中心等卫生或辅助部门的设施也将一并集中在离岛医疗综合体的周边，借此加强卫生服务的便利和统一（见图 7–3）。

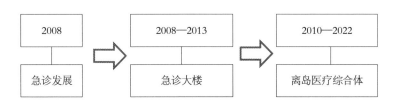

图 7–3　澳门专科医疗系统的整体发展规划

在离岛医疗综合体的原始规划方案中，首期优先兴建离岛急症医院，在此之前先开设仁伯爵综合医院离岛急诊及住院康复服务。筹建正电子断层扫描（PET-CT）中心、放疗中心、辅助设施大楼、直升机坪、紧急应变指挥中心等。兴建离岛综合医院、综合服务行政大楼、培训中心、医疗研究中心、公务员体检中心、员工职安健中心、演讲厅。此外，还将兴建护理学院，加快培养高素质护理专业人员，以完善和配合未来人口增长、人口老龄化，以及社会和经济不断发展下的医疗卫生服务系统。在离岛医疗综合体毗邻兴建澳门卫生局的医疗单位或行政辅助部门，包括离岛康复医院、公共卫生化验所、捐血中心、药检所等一系列医疗卫生项目，以及其他行政辅助部门，如疾病预防控制中心、医务活动牌照科、医务委员会等部门。

综合医院大楼位于离岛医疗综合体地段的中心位置，包括门诊住院大楼及急诊住院大楼2栋塔楼，约1087张病床，除设有急救中心、专科门诊、日间诊疗中心和手术中心等现有医疗部门外，还设有肿瘤治疗中心、核医学和移植中心等。离岛医院是澳门医疗体系的一项重大建设项目，受各项因素影响，离岛医疗综合体分期建设投用的计划受到影响，除护理学院外，其余各楼于2019年左右同时开工，预计工程即将于2022年完成（见表7-5）。

表7-5　离岛医疗综合体总体功能规划

楼宇名称	楼宇主要功能	用途属性	总建筑面积（平方米）
综合医院大楼	普通门诊／专科门诊／急诊／住院病房（含高端私家病房）／核医学／放射治疗中心／中央药房／手术室等	医疗	161549
中央化验大楼	临床化验／捐血中心／药检／公共卫生化验／临床科研／转化医学研究	化验／科研	56153
辅助设施大楼	仓储／能源供应／厨房／职工餐厅／职工健身房	仓储／能源	48893
综合行政大楼	澳门卫生局、行政部门	行政	66650
员工宿舍大楼	值班宿舍／相关人员单身宿舍	住宿	19907
护理学院大楼	临床模拟教学／护理教学	教学	33622

数据来源：澳门卫生局。

离岛综合医院大楼占地面积为13988.85平方米，总建筑面积约为161549平方米，包括三层地库、五层群楼及两栋塔楼。位于西面的塔楼为住院大楼，共十二层（五楼至十六楼）；位于东面的塔楼为急诊住院大楼，共六层

（五楼至十楼）。建筑楼宇使用组别为第 III 类社会设施。

位于地段南、北向各设有公交车站，并设扶手电梯及电梯，供公众通过有顶盖天桥或开放公众空间进出位于综合医院大楼的接待大堂。综合医院大楼一楼与辅助设施大楼、康复医院及综合服务行政大楼之间设有天桥相连，以供医护人员及就诊病人来往各大楼。急救中心入口位于地面层，门诊主入口位于一楼。由南面车辆落客区、连接公共停车场的行人天桥，以及北面公交车站接驳天桥过来的公众均可直接进入位于一楼的门诊大堂。

群楼主要分东西两翼。东翼主要分布的为专科医疗设施，西翼则为急诊中心及门诊中心，中间由大堂等公共空间相连接。大堂部分二楼至三楼局部挑空，形成贯通三层的大型垂直交通空间，通过三部公众电梯及两乘扶手电梯疏导就诊人流。而直通地库二层至两栋塔楼顶层的两组公众电梯均就近大堂布置，方便公众看病。住院大楼标准病房层，每一层分设两个护理单元；急诊住院大楼标准病房层，每层设一个护理单元。

离岛综合医院规划了崭新的高端医疗设备，包括在肿瘤治疗中心内设有放射治疗的医用直线加速器、螺旋断层放疗系统、射波刀等设备，以及利用核医学技术，如回旋加速器，为病人进行治疗。

三、离岛医疗综合体的建设规划

澳门卫生局委托香港资深医疗设施顾问云麦郭杨建筑师工程师事务所及黄汉威建筑师撰写《澳门氹仔离岛医院初步兴建方案——可行性研究报告》，主要归纳为以下几点。

（一）在选址方面

离岛医疗综合体规划位于路氹连贯公路近石排湾水库与东亚运体育馆之间的地段。报告认为该地点适合兴建医院，具备交通便利、环境安静、远离青少年密集场所、地形规整和利于布局等好处，考虑了城市整体规划、人口分布、地点的总体环境等因素在内。

（二）占地面积与高度方面

报告认为医院设施不应过度分散，也不宜过高，为达最佳效果，建议适当高度约为 12 层，并按部门的功能进行分座。根据标准以及参考日本、欧洲、中国内地和香港的医院，新建的医院理想覆盖率为 25%—35%，绿化率不低于 35%，并预留 10%作为未来发展用地，经考虑当时的需求情况和未来的扩建采用 106 平方米／床的建筑面积指标估计用地面积是恰当的，并对其用地分配进行了评估，初步预计总用地面积约为 102600 平方米。

（三）功能区连接性方面

在理想规划中，全部辅助设施都应在功能上与医院主体尽量相连，以达有效率及效益的人流和物流。从功能及成本效益的角度而论，一个适度的规整、平坦、有充分空间的环境作为现行及未来规划的地点是有利的。

（四）在紧急救护服务方面

在需要有效率及快速空中运输严重伤者时，医院的直升机服务便是必要项目，特别是由事发地点运送创伤性病人至医院以接受及时的医疗救治。如遇上医疗撤离，直升机可作为空中救护车，在到达设备较好的医院作全面高水平医疗治疗前，在途中提供有效的医疗护理。直升机坪可设在地面及主体建筑的主要天台，前者较符合成本效益，也为将来扩建或政策修改时腾出空间。但需将病人／医护人员流量、急诊部门／设施与直升机坪的位置一同考虑。

（五）医院智能化方面

离岛医疗综合体引入智能化科技的概念，通过构建自动化服务系统，务求节省人力资源、优化医疗流程和提高后勤服务的效率，实现便民、减省等候时间等目的。其中规划设置符合国际认证标准的自动气动传输系统，以压缩空气为动力，借助机电技术和计算机控制技术，通过网络管理和物流监控，将药物、小型医疗器械、化验样本、血液、X光片、敷料、处方和紧急物品等快速和准确地在各科室间进行点对点传输。规划设置的气动物流传输系统，是采用负压装置，令管道内使用的全部是外部空气，确保安全并设有专用的清洁系统，通过标准化的工作流程和技术指引进一步减低院内感染的风险。

与此同时，将设置自动导向车系统，贯通综合医院、辅助设施大楼及康复医院，通过建立机动能力强、定位精度高、以计算机和无线网络控制的无人驾驶自动导向运输车，为各科室快速和准确地发送及回收病人膳食、衣物、清洁用品和其他物料及物资。

此外，离岛医疗综合体将设置全自动被服和垃圾收集系统，能迅速将普通垃圾或衣物传送至相应的总收集房，优化卫生和环境，即不需在离岛医疗综合体内设置厌恶性气味的垃圾收集点，人员活动范围内没有垃圾车行走，也没有收集垃圾时所引起的噪声，为离岛医疗综合体的使用者营造一个良好的治病和养病环境。其他的先进技术还有自动洗衣系统、自动消毒系统、自动配药系统等，均以智能化自动系统提高工作效率，避免人为错误，并进一步减少人员工作量。

（六）采用绿色设计

离岛综合医院采用了重要的"绿色策略"进行绿色医院设计，为服务使用者及其家人、医疗人员提供最大的绿色空间。它是一个退层式、多层次的建筑设计，创造立体的"绿色空间"，从上方可以望到下方的退层式花园平台，可从病房看到美丽的庭园景色，居民也可在医院地面层的康复花园和平台花园休憩。

离岛医院将增加自然光的使用，以达到节能的效果，同时有证据证明自然光能加快病情痊愈。地库层设有天窗，将自然光从地面引入地库层的肿瘤放射治疗等候区和肿瘤化疗区，在传统的治疗肿瘤设施中非常罕见，设计也关注到保护患者的隐私。

"绿色医疗"的关键因素之一是降低能源消耗，通过一些现代化设计及建筑技术，包括节能玻璃、外墙隔热材料、节能机电设备、节能管理系统、节能灯具、太阳能应用等建材和机电设备，进一步降低建筑物能耗。

（七）规划报告结论

充足和成熟的医疗系统是一个现代化城市最基本、最重要的需求。在离岛医疗综合体初步的规划中（见图7-4），建议的占地面积为102600平方米，因该占地面积能满足当前及未来离岛医院的发展需要，解决医疗设施的短缺问题、改善运作及成本效益，从而向澳门居民提供优质的医疗服务。

为了高效利用澳门珍贵的土地资源，规划以不减少各设施使用的建筑面积为依据，紧缩了部分建筑物的占地面积，将停车场改为地下化设计，部分建筑设施立体化布置，新规划的占地面积比最初研究报告的方案减少了25％，现占地约为77500平方米（已包括8800平方米供日后发展的预留用地）。并按特区政府施政报告的计划，离岛医院综合体将分三期筹建，方案将新批核的离岛医院用地及西侧的特区预留土地一并规划，同时预留了地段

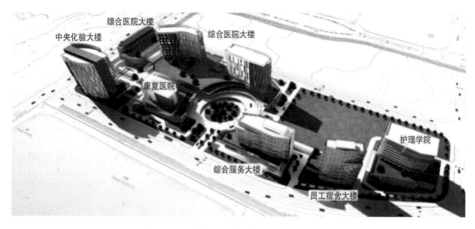

图7-4 离岛医疗综合体规划效果图

以西的部分用地作为日后离岛医院的发展用地。

按照离岛医疗综合体总体工程进度，规划中的护理学院已经于 2019 年完工。其余 5 栋大楼均在建设过程中，其中综合医院大楼、辅助设施大楼、综合服务行政大楼和员工宿舍大楼预计 2022 年三季度完工，中央化验大楼预计 2023 年一季度完工。

四、离岛医疗综合体的未来发展

提升居民综合生活质素是特区政府的主要施政理念之一，完善的医疗卫生保障是其中不可或缺的重要组成部分。离岛医疗综合体在澳门整体医疗服务规划下，将有效提升澳门特区乃至粤港澳大湾区的卫生服务水平，产生良好的社会效益。同时也会触动现有的医疗卫生体制，带动医疗服务模式的创新。

（一）推动澳门医疗体制改革

澳门医疗卫生福利政策自 20 世纪 80 年代开始建立，自此政府便是澳门居民的主要医疗服务提供者，尤其对保障弱势社群和依法享有免费医疗服务的群体的权益起到了重要作用。整体居民的健康水平良好，说明医疗卫生政策方向的正确，并已取得良好成果。但是，面对现代的卫生要求，以及在城市和经济高速发展的背景下，医疗卫生系统也面临着服务需求大增、新型传染病、应付突发公共事件、城市变迁与医疗卫生设施的对应配置失衡等挑战。因此，医疗卫生体制必须与时俱进地作出相应的转变。

与其他国家和地区的医疗系统类似，澳门医疗系统将要面对的最大挑战，包括日益增加的医疗需求、慢性疾病日趋普遍、不断上涨的成本、大众健康意识及期望提升，以至下一代的负担日益加剧。本地人口较少，临床个案数目及种类有限，限制了专科医疗的发展。为促进医疗系统的长远可持续发展，澳门特区政府必须检视及规划离岛医疗综合体的整合和营运方式，提出可持续的发展方针。

以离岛医疗综合体建设为契机，进一步优化卫生服务体系，改革创新医疗管理制度，引入多元化的医疗管理和竞争机制，推动公私合作医疗市场的良好发展，提升医疗服务效率，提振医疗市场活力，进一步完善澳门医疗保障体系，推动医疗体系长远可持续发展，真正实现特区政府"优化民生、多元发展"的施政目标。

（二）培养医学专业人才

人才是组织发展的核心资源。正当澳门的预期人口老龄化，医疗需求不断提升之际，全球许多发达国家，同时面临医疗人才短缺的问题。因此，建立能够可持续的医疗团队，将成为各国处理人口老龄化的重要一环。2018年，澳门成立了医学专科学院，整合本地医疗培训资源并负责澳门执业医生的在职培训。2010年开始，为配合离岛医疗综合体的筹开计划，加大力度开展人力培训，逐年增加护士方面招生人数。但是人力资源总体短时期内无法满足开业需要，尤其是相对缺乏高年资的专科医师。澳门特区需要尽快制定有效的人力资源计划，结合区域内社会文化特色和医疗卫生人力结构特点，因地制宜创新人才管理模式，涵盖相关的规划及政策、招聘及留住人才的策略，以及增加培训和人才发展的方案。离岛医疗综合体的启用，将优秀的师资培训资源和教学制度输送到澳门，提升澳门特区全科医生和专科医生培训水平，完善澳门医学专科学院设置，培养更多专业化、高水平的专科医学人才，全面提升澳门医疗人才队伍水平。

（三）提升专科医疗服务水平

短期来看，离岛医疗综合体通过承接澳门卫生局繁重的医疗服务需求，缓解仁伯爵综合医院服务压力，提升澳门医疗服务供给。据联合国预测，未来30年老龄人口占比上升最快的国家和地区中，澳门位居第四位。根据澳门统计暨普查局《澳门人口预测2016—2036》，老年人口抚养比率急速上升，由 2019 年的 15.9 名预计升至 2036 年的 30 名。离岛医疗综合体的建设投用，特别是离岛医疗综合体规划的急救中心、手术中心、重症监护中心、医学影像中心等支撑平台学科和肿瘤综合治疗中心、心脏中心、消化病中心、神经医学中心、骨髓移植中心、健康管理中心、肾科及透析中心，以及内、外、妇、儿等系统的专科与耳鼻喉科、眼科、口腔科等特色专科的分步建设，能够有效补齐澳门医疗体系短板，显著提升澳门专科医疗服务水平，满足澳门居民的就医需求。新医院的启用也将引入一大批先进的医疗设施设备，输入大量医学精英人才，让居民逐步减少转外就医，实现"大病不出澳"的目标。

（四）推动旅游医疗及大健康相关产业发展

《粤港澳大湾区发展规划纲要》明确提出，要将澳门特区建设成为世界旅游休闲中心。统计数据显示目前澳门每年游客数量近 4000 万，离岛医疗综合体项目在更好为澳门居民提供医疗服务的同时，通过澳门旅游业的吸引力和影响力，可以有效推动澳门医疗旅游、健康旅游与健康产业的发展。离岛医疗综合体可以依托澳门区位优势，吸纳集聚生物医药及高性能医疗器械等战略性新兴产业，在临床需求引领下，可研究建立澳门特区生物医药研发创新平台，培育一批区域性创新中心和开放实验室，争取更多国家生命科学领域重大科技基础设施和科技创新平台在澳门布局，打造粤港澳大湾区医药新兴产业集群，融入全球生物医药研发的创新体系，推动国家医药创新技术发展。此外，项目还可以积极推动与澳门中药质量研究国家重点实验室合作，共同建立国际认可的中医药产品质量标准，推进中医药标准化、国际化。

综上所述，离岛医疗综合体未来将成为澳门医疗卫生体系中不可或缺的重要组成部分，助力实现医疗卫生与健康产业的持续发展，并不断提高医疗服务水平，促进澳门居民的身心健康并享有更优质的生活，落实经济与社会协调发展策略，实现提升澳门居民综合生活品质的长期目标。

第八章　澳门医疗卫生体系的评价

澳门特区政府着重发展初级卫生保健服务，保证所有居民都可以在自己的居所附近享有免费或可负担的初级卫生保健，极大地提高了卫生服务的公平性与可及性，初级卫生保健在维持和促进本地区良好的健康指标方面发挥了重要的作用。澳门卫生部门推出老年保健以及失智症服务，成立跨部门的老人专科工作小组，加强老年专科护理服务，提高老年人的健康水平和生活质量。澳门采取的政府、私营非营利医疗机构并行发展的策略，协同提升和优化医疗保健品质，推广健康城市建设，完善慢性病防治策略和行动，提升整体卫生保健效率，澳门特区政府医疗卫生支出占 GDP 的比重不到 2%，主要健康指标居于世界前列。未来，特区政府应继续加大人才与设施投入，完善公立医疗机构激励机制与 PPP 的实施，提升公私营医院专科能力，推动医疗卫生体系可持续发展。同时，把握粤港澳大湾区一体化发展机遇，促进中医药产业、健康服务业与旅游业协同发展，对于实现特区政府提出的产业适当多元化、打造世界旅游休闲中心的目标具有战略价值。

一、澳门医疗卫生体系的目标

秉持澳门特区政府"妥善医疗，预防优先"的卫生施政理念，不断完善基础卫生护理，提升专科医疗水平，持续巩固完善公共卫生系统，深化健康城市建设，致力确保澳门居民身心和生活健康；充分利用现有医疗资源，有效发挥政府、非营利和私人医疗机构的力量，完善医疗服务。1984 年澳门政府在施政方针中提出建立覆盖全民的医疗卫生体系。其后通过 1986 年第 24/86/M 号法令和 1989 年第 68/89/M 号法令，确立了以税收为筹资来源，由政府部门直接提供的医疗保障方案。这几个法令确定了澳门医疗卫生服务体系的基本框架——简单的混合型框架，混合表现为卫生服务的供给，既包括隶属政府澳门卫生局的医疗机构，也包括非政府所属的私营医疗系统；在私营医疗系统中，又包括营利和非营利机构。

二、澳门人群健康状况评估

澳门人群健康状况一直处于较好的水平。2019 年澳门出生人口的期望寿命为 83.8 岁，其中男性期望寿命为 80.8 岁，女性为 86.7 岁，明显高于欧洲发达国家和地区。其中婴儿死亡率和新生儿死亡率处于较低水平，2019 年我国澳门的新生儿死亡率（1.2‰）显著低于葡萄牙（2.3‰）。澳门健康水平较高的原因归于以下几点。

（一）以政府税收为主的卫生筹资体系

澳门目前的医疗融资方式部分类似英国的国家卫生服务模式，政府支出在卫生总费用中占了较大比例。其优点：一是全民覆盖。保障所有居民享有保险范围内的免费或低收费的医疗服务。二是公平性强。资金来自税收，不论贫富皆可获得同等水准的政府医疗服务。三是有利于控制医疗费用。特区政府全力投入公共卫生与初级卫生保健服务。同时，澳门卫生体系管办支付一体，管理有效的分级诊疗体系比较完善，居民在政府机构就医时不必付费或只需付少量费用。澳门目前在全民低税收的情况下，政府承担了主要责任，为弱势群体免费提供医疗卫生服务、为普通人群提供免费的基本卫生服务和价格优惠的专科医疗服务，有效地分担了居民疾病的经济风险，保障了居民的健康。

（二）保障全面的支付方式

澳门目前实施的医疗政策强调的是要保障居民的身心健康，让居民适时获取医疗服务，确保没有人因经济问题而得不到合理的医疗照顾。澳门的医疗保障福利制度100％覆盖澳门居民，政府支付绝大部分医疗费用，少数卫生费用来自患者的个人支付。澳门卫生局下属部门及单位提供卫生护理服务的开支，全部或部分由地区总预算支付。其中，初级卫生保健服务由地区总预算全额支付，全民在卫生中心享有费用全免的保健服务。除了孕产妇、儿童等可以享受免费的专科医疗服务外，其他居民享有30％的费用减免。自2009年起开展"医疗补贴计划"，每位居民持居住证"医疗券"，可在与政府签订协议的非营利或营利性诊所使用。此外，澳门设立送外就诊机制，澳门政府也为部分送外急诊居民负担医疗费用及治疗期间生活费用。

澳门目前医疗保障制度，弱势人群均纳入免费医疗保障体系，未纳入免费医疗体系的人群属于疾病风险较低的年轻人，而一旦面临疾病风险并达到一定程度也有进入免费体系的机制，保障的精准度较高。医疗保障网覆盖全面，保障水平较高，政府承担主要责任，居民负担较少。2017年澳门只有0.02％人群卫生支出超过"灾难性医疗支出"临界线。

在对政府体系的医务工作者支付上，医生、护士、药剂师等工资由政府全额支付。其薪酬受制于一套根据法律制定的公务员薪酬制度。澳门的医生薪资较高，如果其增加工作时间，还会得到更高的附加工资。医务工作者的收入与医疗机构的收入没有关联，且医务人员拥有较高的薪资水平，可以避免医务工作者利用信息不对称对患者的诊疗行为进行需求诱导，有效地控制了医疗费用的不合理上涨。

（三）完善的服务体系

为达到WHO所倡议的"人人享有基本医疗保健"目标，改善澳门居民的健康状况及完善社会的医疗福利，1986 年以来，澳门政府着重发展初级卫生保健服务，实行妇女保健、儿童保健、成人保健及老人保健等计划，也包括学校保健、口腔保健、饮食方面的教育、饮食卫生，以及预防肺结核病等一系列工作。建立覆盖全澳门的卫生中心，目前澳门政府共建有 8 个卫生中心和 3 个卫生站，为澳门居民提供免费初级医疗卫生保健服务，广泛的分布在澳门半岛（6 个卫生中心）和离岛（2 个卫生中心及 3 个卫生站），其服务面已覆盖本地区的全体居民。保证所有居民都可以在自己的居所附近享有免费或可负担的初级卫生保健，极大地提高了居民卫生服务利用的可及性，初级卫生保健工作在维持和促进本地区良好的健康指标方面发挥了十分重要的作用。

1. 服务不断完善的公立医院

作为政府办的公立医疗机构，仁伯爵综合医院为澳门居民提供门急诊及住院服务。2019 年，仁伯爵综合医院有住院病床 826 张，占所有医院住院病床总数的 50.7%，病床使用率达 82.2%。同时，仁伯爵综合医院所提供的的辅助诊断及治疗服务占所有医疗机构服务量比例远远高于私立医院。仁伯爵综合医院不仅提供大量的住院服务，也在辅助诊断及治疗服务中发挥重大作用。

2. 服务多样的私立医疗机构

作为公立医疗机构的重要补充，私立医疗机构可提供灵活多样的服务方式。初级卫生保健方面，2019 年的 716 家初级卫生保健机构中私营诊所占比达 98%，服务人次达 317.3 万人次，占全部初级卫生保健服务人次的77.2%。专科医疗服务方面，住院服务和手术私立医院发挥了重要作用。

3. 全面的公共卫生服务

澳门卫生部门采取各种措施提高公共卫生水平，包括立法、设立疾病预防控制中心、为艾滋病患者提供咨询服务，扩大疫苗接种范围等，有效控制传染病的传播。对于其他慢性非传染疾病进行健康干预，加强推广慢性病人的自我管理。澳门积极推行母乳喂养、加强食品安全、申办健康城市、积极控烟等，有效地改善澳门居民健康环境，改善居民的健康行为，提高居民的健康水平。除此之外，针对澳门老龄化的趋势，澳门卫生部门及时推出老年保健及失智症服务，成立跨部门的老人专科工作小组、设立老人住院病区、开展老人记忆门诊、老人专科门诊、推行老人服务优先措施，有效地提高老年人的健康水平和生活质量。

（四）全面的管制

澳门拥有完整的卫生法律体系，有效地开展对全澳门各类卫生机构的管理。1984 年澳门政府在施政方针中提出建立覆盖全民的医疗卫生体系，其后通过了 1986 年第 24/86/M 号法令和 1989 年第 68/89/M 号法令，开始了政府对卫生体系的系统管理。除制定较完备的法律体系外，还有一些针对卫生领域的制度等。此外，澳门拥有完备的卫生人力资源准入和培训体系。在人才培训方面，澳门与多方展开区域卫生合作，与中国内地和香港就医生培训、紧急医疗救援、学术交流和联系、管理和人员聘请、转诊和远程医学等卫生领域开展合作，逐步提高澳门医护人员的医疗技术水平。

（五）充分的健康促进

健康教育方面，澳门政府部门、医疗机构和民间组织紧密合作，普及健康知识，使居民普遍养成健康的生活习惯。澳门卫生局官方网站上设置了健康教育栏目，针对儿童保健、妇女保健、男士健康、中医药资讯、长者健康和健康生活等 10 个方面进行健康普及，绘制了图文并茂的宣传小册子，积极向居民普及健康知识。同时澳门政府定期在社区、学校等场所进行健康教育，推广健康城市建设，进一步完善慢性病防治策略和行动，制订最具成本效益的干预计划，努力提升市民的整体健康水平和生活质量。

三、澳门医疗卫生体系的公平和效率

（一）澳门卫生体系公平性

澳门政府始终将全民健康覆盖作为政府卫生工作重要目标，强调要保障居民的身心健康，让居民适时获取医疗服务，确保没有人因经济问题而得不到合理的医疗照顾，以实现所有人都应当享有所需要的有品质的卫生服务，并且不因利用这些服务出现经济困难。澳门医疗卫生体系取得了良好的公平性，与全民医疗保障模式达到了异曲同工的效果，极大地保障了老年人、妇女儿童、特殊病患及贫困人群等弱势群体的健康权利，基本实现了全民健康有效覆盖。

首先，从人口覆盖上看，澳门的医疗卫生保障体系基本实现了全民覆盖。澳门现行的医疗保障福利制度类似于英国的国民健康保险制度，具有良好的公平性，全体居民均享有在政府医疗卫生机构获得所需卫生服务的权利和机会，居民不论贫富皆可获得同等水准的政府医疗服务。

在费用覆盖上，澳门政府通过在澳门范围内设立卫生中心，为居民提供免费初级卫生保健服务。在专科卫生保健服务中，规定了年龄在 13 岁以下以及中、小学校的所有在学学生；妇女在怀孕期、分娩及产后 30 天内等十类特殊人群可接受这方面的免费服务。除上述特殊人群组别外的居民，政府为到公立专科医疗服务机构（即仁伯爵综合医院）就诊的病人支付 30% 医疗费用。同时对于经济困难的本地居民，因患有慢性疾病需在仁伯爵综合医院接受长期治疗，而承担有关医疗费用存在经济困难的澳门居民，政府提供医疗援助计划缓解贫困人群的疾病经济负担，保障了全体居民尤其是弱势人群的卫生保健经济可及性。

（二）澳门卫生保健体系效率

澳门整体卫生保健效率较高，这体现在澳门在卫生投入比例较低的情况下仍获得了较高的健康产出。澳门政府投入人均医疗卫生支出的绝对值大幅低于经济状况相当的欧洲国家和地区；澳门特区政府医疗卫生支出占GDP的比重不到2%，但是在有限的卫生投入下，其产出指标居于世界前列。

1.卫生保健体系的配置效率

澳门卫生保健体系主要包括医疗服务和公共卫生服务。在澳门现行的医疗保障福利制度下，公共卫生服务作为一种低成本、高效率的服务，澳门政府在公共卫生服务方面的投入不断加大，目前澳门的公共卫生设施在亚洲各国及地区中，居于前列。澳门政府在公共卫生方面开展了一系列新项目，如鼓励母乳育婴，实行乳腺癌检查计划，对预防循环系统、新陈代谢及肿瘤等方面的疾病制定规则，继续推广预防乙型肝炎疫苗注射，开展针对吸烟的害处、饮食习惯及精神紧张等方面的健康教育，在环境卫生方面改善了废水的处理和民用水供应管理，同时公共卫生项目也担负起监管人口健康状况的职责。随着澳门逐渐步入老龄化社会以及慢性病患病率的不断增加，公共卫生服务投入的不断加大，对于预防疾病、延长人群预期寿命、促进人群身心健康与合理减少医疗服务的使用至关重要。

澳门医疗卫生服务以初级卫生保健为主的卫生保健体系不断完善，澳门居民的整体健康素质处于较高水平。澳门的高血压和糖尿病死亡率的有效控制得益于完善的初级卫生保健系统。2019年澳门医生人数为1808人，其中初级卫生保健医生人数占到一半以上，达到51.1%。为增强初级卫生保健部门的作用，澳门政府自1985年起制定为本地区居民提供初级卫生保健服务的政策，经过不同阶段的发展，建立了覆盖整个地区、具备基本适当设施和设备的卫生网络，在澳门范围内设立卫生中心，为全体澳门居民提供免费的初级卫生保健，"守门人"作用充分体现。除政府设立的卫生中心外，由团体或个人开办的私人诊所在初级卫生保健服务领域也发挥着重要作用。2000年以来，澳门初级卫生保健资源数量稳步增长，初级卫生保健场所数从2000年的512家增加到2019年的716家，澳门门诊服务主要由初级卫生保健场所提供。

澳门人均门急诊人次缓步增长后稳定在人均 9.5 人次的高水平。而 2013 年中国内地居民两周就诊率是 13%，年人均门急诊为 3.38 次，澳门显著高于中国内地，与澳门经济水平较高，同时澳门门诊免费有关。但在实施国家医疗卫生服务体制的英国，文献报道的对 398 名英国全科医生所管辖的居民调查结果表明，2007 年到 2014 年每名居民每年向全科医生健康咨询的次数平均为 5.16 次，也低于澳门的年均初级卫生保健服务门诊人次（6.1 次）。澳门门诊服务是否有不必要的服务，是否造成了卫生资源浪费，还有待进一步分析。但至少提示我们要关注这一问题，英国等国家门诊按人头支付方式能够为澳门提供借鉴。

澳门专科卫生服务在整体卫生资源中占据少数，且以私立医院为主。以人力资源为例，2019 年澳门医院医生总数为 1808 人，其中澳门卫生局所属医生人数占 36.7%，私营医院和私家诊所执业医生占 63.3%；在卫生床位资源方面，2019 年澳门病床总数为 1628 张，其中私立医院占比为 49.2%。另外，部分重点专科如康复护理科、精神科，卫生资源配置相对短缺。随着老龄化程度的加剧，居民医疗护理服务需求将迅速增加，而澳门康复护理床位非常缺乏，澳门康复护理床位仅每千人口 0.1 张；澳门精神专科资源也非常缺乏，只有仁伯爵综合医院的 75 张床位，床位使用率已经超过了 100%；部分专科资源的相对缺乏可能导致少数患者放弃住院治疗，患者的住院服务需求未得到有效满足。

同时专科卫生服务有限的人力资源或技术资源使得澳门送外诊治人数不断增加，从而带来转外费用的上升。在澳门低收费甚至免费的医疗保障体系下，送外费用的持续上升进一步加大了澳门特区政府的资金压力。通过对送外就诊病人专科分析发现，主要集中于心脏外科等高端技术专科，但由于心脏专科技术含量高，投入大，因此虽然送外就诊费用不断增加，但是澳门地区人口少，送外就诊病人数量有限，和发展专科的长期投入相比，送外就诊不失为一种经济有效的途径。

2.卫生服务体系的技术效率

近年来虽然公立医疗机构服务有所改善，公立医疗机构门急诊人次占比从 2015 年的 21.7%增加到 2019 年的 26.1%，上升了 4.4 个百分点。澳门法律保障社区首诊制度，澳门居民除急诊危重症外，只有通过全科医生转诊，才能够接受上级医疗，否则医保不予支付，医院也不直接收治。患者如果不看全科医生，就只能去收费较高的私立医院。这种转诊制度客观上促进了分级诊疗的实施，限制了部分越级就诊患者，将常见病多发病留在初级卫生保健机构，有效控制了医疗费用增长，缓解了医院压力。

但目前公共医疗卫生服务仍然存在一些问题，服务水平有待提高。目前的转诊服务手续相对烦琐，等候诊治、预约门诊、辅助诊疗检查（如血液化验、超声波检查、X 线计算机扫描等）及排期手术等的预约时间较长，还不能完全满足居民就诊治病的急切需要。

总体来看，澳门医疗制度保证了居民普通疾病的诊断和治疗，特区政府成立后，积极提升和优化医疗服务质量，加强与境外医疗部门合作，使得澳门医疗水平全面提升。然而，一方面，澳门人口基数有限，重大疑难病症数量不多，无法提供很好的病例；另一方面，目前澳门缺乏高水平的医疗培训机构，实践学习技术交流较少，后期继续教育与交流不足，新的医疗技术推广应用较为困难，医疗整体技术水平一定程度上还无法满足居民需求。

四、澳门卫生体系特色专题评价

（一）传染病的防控有效

随着中国"一带一路"建设的布局，澳门近年来致力于建设"世界旅游休闲中心"，自回归以来经历了旅游业的高速发展，游客赴澳门旅游逐年增多。澳门旅游局网站统计数据显示，2016 年全球赴澳门旅游已达到 309.5 万人次。虽然游客众多，但澳门传染病控制工作十分有效，近年来，澳门未出现重大公共卫生事件，各种传染病的预防卓有成效，这与澳门"预防优先"的卫生理念密不可分。

澳门传染病预防工作的特点在于注重病媒控制、疫苗接种和宣传工作。澳门卫生局联合其他机构进行灭蚊活动，设置监测点等。预防登革热工作小组每年均举办一系列宣传推广活动，借此引起居民注意环境卫生，清除工作地点和家居周围环境的积水，杜绝蚊虫孳生。防疫接种是最具成本效益和最有效的传染病预防和控制措施。澳门特别行政区和澳大利亚、蒙古国和韩国取得 WHO 西太平洋地区消除麻疹的认证，成为西太平洋地区 37 个国家和地区中首批成功取得该项荣誉地区，并连续三年获认证为消除麻疹地区。澳门之前已分别于 2000 年、2008 年取得 WHO 西太平洋地区小儿麻痹成功根除认证及达到 WHO 西太平洋地区乙型肝炎控制目标的认证。2016 年澳门卫生局防疫接种团队更获特区政府颁授英勇奖章，以表扬其在疫苗接种方面的努力及成绩。目前澳门各疫苗覆盖率均达到九成以上，较全球疫苗接种覆盖率高，并与西太平洋地区接近。澳门卫生局官网设有宣传栏目，居民可自行下载传染病相关信息，有关单位也可以获得宣传材料，对于季节性流行的疾病，澳门卫生局官网在首页进行轮流提示。除此之外，澳门的广播电台以及出入关口均有传染病相关的宣传，促进居民及游客对传染病预防的了解。作为旅游业发达的澳门，其预防先行的策略取得巨大成功，通过一系列公共卫生行动，将传染病扼杀在摇篮中，有效地抑制了传染病暴发，为澳门居民的健康提供了有力保障。

（二）控烟行动彻底

澳门的控烟行动十分彻底。澳门主要收入来自博彩专营税，2017 年政府总收入中博彩税收占比 79.0%，且近年来呈现不断上升趋势。娱乐场所的禁烟一直非常困难，但是澳门政府通过修订法律、加大巡查力度等一系列措施有效降低了澳门的吸烟率。澳门政府于 2014 年修订《关于娱乐场吸烟区应遵要求的规范》，规定除吸烟室之外，娱乐场内的餐厅及其余非博彩区域不视为公众使用区域。经第 9/2017 号法律修改的第 5/2011 号法律《预防及控制吸烟制度》，已于 2018 年 1 月 1 日生效，禁止吸烟范围扩大至由主管实体划定的距离标示集体客运车辆停车处（公交车站）10 米范围内。同时，违法吸烟（包括违法吸食电子烟）罚款也增加至 1500 澳门元。澳门卫生局呼吁社会各界远离烟草，吸烟者除为了避免违法吸烟，也应为自己和身边人的健康，尽早戒烟。

澳门作为一个旅游和博彩业为主的城市，澳门政府却一直积极的推进 WHO 提出的《烟草控制框架公约》，实践控烟系列政策，同时定期监测一些重要的控烟指标，包括盛行率、知识及行为，全球青少年烟草使用调查等，评价控烟的效果，及时发现问题，为更好地实施控烟行动提供依据。澳门严格的控烟措施帮助居民养成良好的生活习惯，预防疾病工作关口前移，对改善居民健康，提高澳门居民的健康素养，打造宜居的健康城市有显著作用。

（三）PPP 开展较好

1. PPP 在澳门的实践

PPP（Public Private Partnerships），又称公私合作伙伴关系，是指公共部门和私营部门为了提供公共产品或服务而建立起来的一种长期伙伴合作关系，在合作框架内双方发挥各自的优势，风险共担、收益共享。在医疗领域中实现公私合营对于缓解医疗资源短缺，提高医疗保障与服务水平，促进医疗服务可及、满足医疗服务多元需求，减轻政府财政资金压力和风险具有重要意义。

政府部门的优势在于资源配置与行政控制，而私营部门可以在变化的环境中快速作出反应，自发适应性强，且专业化程度高。PPP 模式可以充分发挥不同组织的优势，实现经济效益和社会效益的最大化。在私人资本进入公共领域之前，公共服务的供给是一个行政过程，政府的决策机制、管理能力起决定性作用；私人资本进入公共领域后，公共服务供给转变为一个市场化的过程，政府在整个过程中发挥着主导、引导、规范的作用。

自回归以来，澳门医疗卫生体系一直处于改革与完善之中，基本的趋势是引入政府购买服务与全面推进公私合作，利用市场力量提高医疗卫生体系效率。澳门卫生局积极与非营利私营医疗机构合作，通过资助非营利医疗机构和推行医疗补贴计划，拓展小区医疗资源，为居民提供灵活、便捷的医疗服务。澳门采取的政府、私营非营利医疗机构并行发展的策略，互相协同、互补不足，积极提升和优化医疗保健品质，保障居民身心健康。

以 PPP 模式提供公共产品已经有几十年的发展历史，世界各国有很多以 PPP 模式提供医疗服务产品的成功先例。英国、西班牙等西方发达国家的政府部门与私营部门合作在医药卫生领域内推行 PPP 模式，为居民提供医疗卫生服务，发展医药卫生事业的做法、经验和教训，为澳门卫生体系建设提供了借鉴。

2. PPP 在英国医药卫生领域应用概况

英国是发达国家中实施国家保障型医疗体制的代表，即医疗保健费用（70% 以上）主要由政府支出，服务主要由公立医院提供，类似的还有瑞典、意大利等国。英国国家卫生服务体系呈金字塔形，由初级医疗卫生机构、地区医院、教学医院三级构成。该体系曾被 WHO 评为世界上最好的医疗服务体系。但是，随着时间推移，NHS 内部浪费严重、效率低下、员工积极性低下等弊端慢慢显现，与此同时，英国国民对卫生保健的需求持续增长，公立医院只能通过缩短平均住院日和延长病人等候时间来调节，"住院难"的矛盾日益突出，而且公立医院的基础设施普遍陈旧，需要大规模的更新或扩建。因此，完全依赖国家财政投入的 NHS 逐渐不堪重负陷入危机。面对这种局面，为使地区公立医院能够满足居民医疗卫生需求，加速医院现代化建设，政府开始鼓励私营部门参与到医疗卫生服务体系中来。

英国政府从 1992 年开始探索利用 PPP 模式建设和运营公立医院，1997 英国卫生部设立了私人融资司（PFU），启动私人融资计划（Private Financing Initiative，PFI），它是指由私营部门投资建造公立医院，医院建筑物产权在特许期内归私人投资方所有。在这个期限内医院每年向投资方支付一定的费用，特许期满后建筑物产权归属医院。投资方除投资建设外，在期限内还须负责建筑的维修保养和提供医院后勤辅助服务。此后，医院 PPP 项目进入实施阶段，1997—2007 年，英国在医疗卫生领域有 64 个公立医院项目获得国家审批通过，其中 70% 的项目是新建和改建医院。随着公立医院 PPP 项目实施取得初步成功和经验积累，英国政府又于 2000 年启动了旨在运用 PPP 模式解决初级卫生保健、社区医疗现代化建设的 LIFT（Local Improvement Finance Trust）计划。地方卫生经济部门、PFH（Partnership for Health）和私营部门合作伙伴作为股东，组成 LIFT 有限责任公司。公司的资产由公共部门和私营部门共同持有，LIFT 有限责任公司承建、更新、运营、维护并经营初级医疗机构建筑物，并拥有这些建筑物的所有权，私营部门可提供物业管理、零售业务等服务，并为初级医疗基金创造额外收入，但不包括核心业务——医疗卫生服务。建筑物出租给医疗卫生服务人员，如全科医生、基层护理人员、地方政府社会服务人员、牙医、药剂师等，并收取租金。目前，在英格兰有一半的初级医疗基金运用 LIFT 来更新医疗设施、建设新的现代化全科医生诊疗室和医疗中心。

从英国医疗改革可以看出，政府部门与私营部门的合作主要集中在医疗机构基础设施建设方面。通过引进私营资本，政府有效地缓解了财政压力，同时改善了医院的基础设施和硬件设备，满足了居民的医疗保障需求。私营部门的投资获益主要是收取建筑租金、管理费以及辅助性服务收费等，但是医疗服务这一核心业务，仍然由公立医院提供。

3. PPP 在西班牙医药卫生领域应用概况

英国 PFI 计划取得成功之后，西方发达国家纷纷效仿，以缓解政府财政压力。不同的是，一些国家没有对私营资本直接参与核心医疗服务进行严格限制。比如，西班牙采用的阿尔西拉（Alzira）模式，该模式起源于巴伦西亚区 Alzira 小镇，在这种模式下，私营部门负责建设医院并对医院的服务享有一定时间的经营权，私营部门对公立医院的医疗和非医疗部分都拥有经营管理权，而且负有向当地居民提供医疗服务的职责。私营部门对医院的医疗服务经营可以是在公立医院中经营管理一个部门，为病人提供某些小型诊断性服务，如胃镜检查等；也可以在公立医院附近新建造一个私人经营的小型医院，直接提供治疗服务，其价格可适当高出政府参考价格。但无论以何种形式经营，都必须符合公立医院的要求，按照公立医院制定的临床流程标准去执行治疗。政府则根据医院的就诊人数给予资金补助。据统计，西班牙采用 Alzira 模式运营的医院，人均医疗费用较其他公立医院降低 25%，而且候诊时间缩短，患者满意度较高。目前，整个西班牙约有 15%—20% 的医院服务属于公办私营性质。但是，这种允许私营部门直接参与医疗服务提供的 PPP 模式，受到一些学者的质疑，他们认为私营资本的逐利性，无法保证其提供医疗服务的公平性和可及性。

4. PPP 在葡萄牙医药卫生领域应用概况

随着 1999 年试点工作的开展，根据关于私人投资国有卫生机构的概念上的争论，葡萄牙政府已将这一问题列为卫生工作的优先领域之一。其目的是在提高国民健康保险制度服务提供能力的同时，通过国家建立、维护、运营的卫生机构与私立机构的合作，保证资金实现最大价值。从财务角度来看，由国家转向私人运营商的风险减轻了国家在最初阶段投资的负担，否则投资负担将成为公立部门很大的财政压力。一些政治部门对公私合作伙伴关系的远期结果持有异议。该模式主要源于英国国民健康保险制度项目私人融资计划（Project Finance Initiative，PFI）的经验，也考虑将临床服务包括在内。为创造适宜的框架以进一步实施伙伴关系，颁布了相应法律条款。政府希望将这一模式落实到各类卫生机构，但医院予以优先考虑。2003—2006 年，在 10 家医院启动公私合作伙伴关系，包括 7 家机构的替换和 2 家新医院的建筑。

葡萄牙政府的改革议程中还包括建立医院式公司，在 2002 年 9 月通过了关于改变医院管理的法规。从 2003 年 1 月 1 日起，约 30% 的公立医院（114 家前国民健康保险制度医院中的 34 家，占整个公立医院病床数的 50%）转型成为"医院式公司",并为此成立了专门的管理队伍。除此之外,葡萄牙计划所有新建公立医院实施公私伙伴关系(PPPs)。卫生部已宣布未来几年建设的10家医院将采取公私伙伴关系形式管理,其含义为私人投资、公共筹资、私人管理(包括临床服务)、公共所有。

从上述几个国家医药卫生领域内的PPP应用可以看出,私营部门与政府、公立医院合作主要涉及基础设施建设和卫生保健服务供给等方面。由于各国国情不同,实施PPP模式形式多样。通过合作公立医院不但可以引入发展资金,还可以将部分项目风险因素转移私营部门,作为回报私营部门则可以获得公立医院的部分业务经营权或者是试验数据、舆论效应等无形资产,这体现了风险共担、利益共享的PPP合作原则。公立医院转移给私营部门的经营业务可以细分为辅助性服务(清洁、膳食、物流等)、诊断性服务(胃镜、影像学检查等)和核心医疗服务。总的来看,经济发达国家(如英国)医疗保障体系相对成熟,其开展的PPP项目一般不涉及核心医疗服务的转移。

(四)跨部门合作紧密

健康是要达到消除疾病并实现包括生理、心理和社会能力等在内的综合素质的完好状态。为了防治疾病并提高居民综合素质,树立正确的健康观念必不可少。大卫生观念考虑到了更广泛的影响健康的因素,并提出了实现保障居民健康的正确方针和策略,其核心是预防为主和动员全社会参与,确立并贯彻新的健康观念。健康的措施不仅要针对生物的因素,更需要针对环境因素、社会因素、居民行为和生活方式。健康发展的责任不应局限于卫生专业队伍和卫生专业机构,而应鼓励和要求政府各部门,全社会和全体居民共同承担并积极参与。健康服务不仅应包括治疗病人,更应该发展针对全社会、全体居民的健康保障和健康促进。

澳门政府在发展的过程中将大卫生观念融入其中,在促进健康方面,除了澳门卫生局外,其他政府机关以及民间组织自发参与,积极推进各项健康活动。澳门民政总署会定期监察及确保公共环境卫生及清洁、监控食品安全、设置及确保城市设施、推广公民教育、鼓励及辅助民间组织，以及促进互助和睦精神。民政总署在澳门各区设置健康运动道路，宣传鼓励居民进行健康运动。澳门科学馆与民政总署合办"食物·安全·健康"科普活动系列。由无烟澳门健康生活协会主办，教育暨青年局及澳门理工学院协办，澳门卫生局、澳门基金会及社会工作局赞助"控烟与健康"校际问答比赛系列活动。

五、澳门医疗卫生体系面临的挑战

20 世纪 80 年代中期以来，澳门的婴儿死亡率不断下降，传染病率减少，人均寿命延长，人口健康指数提高，显示公共卫生政策施行和医疗服务取得了成效。但是随着澳门经济社会的发展，澳门医疗卫生体系仍面临诸多挑战。

（一）老龄化带来的卫生服务需求增加不可忽视

近年来澳门的老龄化进一步加剧。65 岁及以上老年人的比例从 1990 年的 6.6％增长到 2019 年的 11.89％。同时 0—14 岁人口比重不断下降，产生的"双重老龄化"效应对澳门医疗卫生体系将是一种挑战。前述分析显示 65 岁及以上老年人的年住院率不断增长，由 2010 年的 7.8％增长到 2019 年的 21.6％，同时老年人的人均门急诊人次由 7.2 次降低到 6.1 次，但保持在较高的水平。

（二）疾病谱发生变化带来相应医疗服务需求增加

澳门居民的十大根本死因位居前列的是肿瘤、循环系统疾病和呼吸系统疾病。这一发展趋势使得基础医疗保健、健康管理、照护等方面的需求快速增加，从而对不同类别医疗服务之间的合作、衔接提出了更高的要求。目前澳门医疗技术水平有限，对于所需医疗服务技术水平较高的就诊者，尚需根据病情转外治疗，以肿瘤科和血液科、心脏科外转患者数最多，专科水平有待进一步提高。

（三）较高的卫生福利政策和相对单一的筹资渠道给政府带来一定财政负担

政府卫生支出从 2008 年的 21.75 亿澳门元增长到 2019 年的 88.10 亿澳门元。虽然由于澳门当地 GDP 不断增加，卫生支出占比总体变化不大，但是澳门卫生筹资主要来自政府税收，其他筹资渠道相对缺乏。另外，政府提供的免费医疗，容易产生医疗资源浪费，同时随着澳门社会的老龄化，医疗成本也在不断增加，政府财政支出中的医疗费用开支，未来可能会大幅增加，给澳门特区政府造成较大资金压力。

（四）澳门地区仍有部分人群医疗保障未到位

在现行医疗保障制度下，澳门居民大致上可分成三类组群，分别得到不同类别的专科及住院保障。第一类是弱势社群及特定职业的人士可以免费或以较低的付出享受仁伯爵综合医院的各项医疗服务。第二类是在大型企业及公共机构任职的雇员及其直系亲属，他们得到雇主所提供的医疗保障。第三类是没有任何"集体性"医疗保障的人士，他们在患病时须自行支付医疗费用或事先购买私营医疗保险，对于一些慢性疾病或较严重的疾病，自付70%的医疗费用也可能对患者家庭带来沉重的经济负担。这类人士是保障未到位的人群，其医疗开支负担相对沉重，可导致患病人士及其家人陷入经济困境之中，在一定程度上会影响澳门实现 WHO 的全民健康覆盖目标。

六、澳门医疗卫生体系发展的对策建议

（一）澳门政府应加强老年 / 血液 / 肿瘤科建设

加强老年科建设，提升老年性疾病服务能力，将有助于提升专科水平，

同时应对老龄化带来的挑战。肿瘤科患者转外率非常高，达 50% 以上。血液科患者转院率也较高，同时血液科患者费用高昂。由于离岛医疗综合体将修建放疗中心，所以建议仁伯爵综合医院可以在提升肿瘤化疗技术基础上提升肿瘤综合治疗能力，留住部分转外的患者，同时增加床位和人员。

（二）完善澳门政府办医疗机构激励机制

进一步贯彻近年来特区政府致力改善医疗服务质量的措施，门诊服务采用分时段预约，增加门诊预约超过 30 天的预警显示系统，提示工作人员提高效率，减少病人等候时间。逐步将一些服务从政府体系中剥离出来，改直接提供为购买服务，但是核心的医疗服务仍应该由政府医疗机构所提供。拓宽公私合作的范围和力度，继续开展政府购买服务，并将私营机构的人才培育纳入体系；建立不同类别医疗服务之间的合作、衔接机制，通过试行家庭医生制度与按人头付费方式相结合等措施，推动健康管理、照护、康复等服务类型的开展，进一步提升效率。

（三）完善 PPP 实施

政府要进行全方位的信息收集，采用招投标的方式根据私营部门的基本条件（如资金周转能力、竞争力等），选择合适的组织来协同供给公共产品与服务，政府具有保证招投标过程公开性、公平性、竞争性、规范性的职责。同时政府应在契约中明确各个参与主体的职责。既要有正向激励，又要有负向激励；既要明确私营部门的经营效益，又要明确其违约成本。政府应建立完善的监督机制，外部监督包括促进参与主体的相互竞争、相互制约以及公民社会的舆论监督，内部监督包括依靠组织制度的自我约束以及基于契约规定的自觉履行。在全球化机会与挑战并存的社会背景下，公私协作能提高组织适应社会风险的能力，同时对政府决策能力也提出了更高要求。

（四）针对没有被澳门医疗保障所覆盖的人群优化医疗融资体制

政府应对十类免费组别人群重新作出评估及界定，将有限资源运用于最有需要的人群上。同时，在现行单纯的医疗保障体系之外，支持鼓励购买重特大疾病商业保险以及将重特大疾病患者纳入含医疗援助、慈善救济等在内的综合医疗保障体系，实现人群全覆盖，提高这些人群医疗费用保障水平。澳门政府应制定明确的政策目标，加强每道防线建设，提供全面优质的医疗及公共卫生服务。

（五）把健康服务业纳入澳门产业调整的大框架中

随着近年来澳门旅游业的快速发展，外地雇员和游客数量越来越多。在应对外来人口医疗保障的同时，还可以考虑将健康服务业与旅游业有效结合，将其发展纳入整个澳门产业重要组成部分，将其视为产业发展的途径与旅游目的之一，这对于实现特区政府提出的产业适当多元化、打造世界旅游休闲中心的目标也具有重要意义。

第九章　澳门医疗卫生体系的经验总结及启示

澳门是整合式医疗卫生服务体系的代表，在特区政府政策及财政的强力支持下，卫生局统筹公共卫生、初级卫生保健、专科医疗服务，医疗保障，卫生体系整体的公平性、效率性和可及性处于较高水平。澳门特区能够达到世界发达国家水平的健康指标，除了具备较为发达的经济基础外，着力改善基层卫生机构的服务能力和服务质量至关重要。

中国内地自20世纪80年代初开始，经历了快速的城镇化、工业化和人口老龄化。2009年新医改实施以来，在建立全民医保体系、建设基本公共卫生服务均等化制度、提升基层卫生机构能力和改革基本药物制度等方面取得了显著进展，同时，由于卫生发展与改革的复杂性和系统性，内地医疗卫生体系还面临着许多挑战。澳门医疗卫生体系在政府主导、公私合营方面特色突出，尽管体系规模有限，但特区政府通过有效的监管、科学的评价实现了卫生体系的高效协同，相信可以为内地医疗卫生体系的高质量发展提供借鉴。

一、澳门医疗卫生体系的经验总结

澳门特区医疗卫生服务体系奉行"妥善医疗，预防优先"的卫生理念，特区政府主导，社会与民众积极参与，通过不断完善基础卫生护理，提升专科医疗水平，发挥政府、社会和私人医疗机构的作用，保证澳门居民较为公平地享受到高质量的医疗卫生保健服务。

（一）因地制宜的卫生管理体制与卫生筹资机制

与世界上许多高福利国家和地区一样，澳门建立了以政府投入为主导的卫生保健体系，建立了覆盖整个地区、具备基本适当设施和设备、涵盖初级卫生保健与专科卫生护理的服务网络，为多数澳门居民提供了近乎免费的医疗卫生护理服务。在卫生管理体制上，澳门特区政府社会文化司直属的卫生局建立了纵向垂直一体的科层制公共部门，既是卫生行政与公共卫生管理部门，也负责政府卫生开支的预算，同时又是初级卫生保健和专科卫生护理服务的直接提供者。这种管办一体、政事一体的制度安排，在澳门这样地域相对狭小、人口有限、经济发达的地区，独特的卫生管理体制和筹资机制发挥了重要作用，其主要健康指标与卫生发展成就得到国际同行与特区社会各界认可，因地制宜的卫生制度安排是符合澳门特区经济社会发展与居民预期的。

（二）政府、社会与民众广泛参与的公共卫生管理

公共卫生服务作为一种低成本、高效率的投入，可以有效控制人群发病率，降低医疗支出，进而减轻医疗卫生体系的整体负担。澳门特区政府从供给侧和需求侧两端发力，"共建共享、全民健康"贯穿于澳门公共卫生服务全过程，从社会、行业和个人三个层面，加强传染病、慢性病防控与环境治理，保障食品药品安全，预防和减少伤害，形成多层次、多元化的公共卫生社会共治格局。如鼓励母乳育婴与乳腺癌筛查，统筹预防循环系统、呼吸系统、新陈代谢及肿瘤等方面的疾病制定规则，关注并协调解决不断显现的老年人与青年人新的健康问题，推广预防接种项目，开展针对吸烟的害处、饮食习惯及精神紧张等方面的健康教育，在环境卫生方面改善了废水和民用水管理，同时公共卫生项目也有效监管人口健康状况。共建共享的公共卫生管理机制，充分调动了社会力量包括社团、慈善组织等的积极性和创造性，加强与WHO等专业机构交流，有效提升了澳门居民健康素养，控制影响健康

的生活行为，降低了人群总体发病率。

（三）公私合作兼顾公平与效率的卫生服务模式

医疗服务体系提供的服务属于公共产品，或者是外部性十分明显的准公共产品，就如其他发达国家和地区一样，澳门正面临人口老龄化和长期慢性病日益普遍等全球性挑战。从医疗服务的需求来看，基础医疗保健、健康管理、长期照护等方面的需求快速增加，对不同类别医疗服务之间的合作、衔接提出了更高的要求。澳门特区政府在面临医疗服务需求快速增长的挑战下，着力扩大卫生人力和基础设施投资，同时引入了公私合作的模式，通过从私营部门直接大量购买服务、发放"医疗券"，补偿公立机构的资源和效率不足带来的服务可及性下降。澳门卫生系统公私合作的模式，是市场机制和政府职能有效结合的探索，充分证明了在政府规划引导与有效监管下，私立非营利性医疗机构可以承担与公立医疗机构类似的职能。市场和政府可以很好地发挥协同作用，解决公共医疗资源不足和分配不平衡的问题。总体而言，在便利程度和收费负担方面，澳门居民对本地医疗服务系统都比较满意。这对内地深化公立医院改革、促进资源合理配置具有借鉴意义。纵观世界其他国家，公立医院都存在不同程度的效率问题，希望通过有效的卫生政策，提高公立医院的运行效率和服务质量，使得政府的财政投入获得更好的效果，实现公立医院自身的可持续发展。

二、澳门医疗卫生体系对内地医疗卫生体系构建的启示

中国内地采取了一系列重大改革措施，提高卫生领域的绩效，满足人民群众的健康预期。2009 年，启动了新一轮的国家医药卫生体制改革，大幅增加卫生支出，政府主导卫生筹资和公共产品提供，以几乎史无前例的速度实现了医疗保险的全覆盖，医疗卫生服务的公平性、可及性与利用水平显著提高，中国只用了发达国家一半的时间就取得了显著成绩。经过几十年经济

两位数的增长，中国已使六亿人摆脱了贫困，但近年来经济增速趋缓，经济结构向服务业倾斜，人口结构和疾病负担也在发生变化，这些因素使国家更加迫切地需要加强人力资本投入、保障人民群众的健康和生产力。

（一）中国内地医疗卫生体系概况

中国内地自 20 世纪 80 年代初开始，经历了快速的城镇化、工业化和人口老龄化，流动人口众多。改革开放以来，经济实现了快速增长，2010 年成为世界第二大经济体。健康水平得到显著提升，人均期望寿命、婴儿死亡率和孕产妇死亡率等主要健康指标得到很大改善。中国慢性非传染性疾病已经成为主要的健康问题，城乡间和地区间健康状况仍然存在较大差异。

根据中国卫生健康统计年鉴，截止到 2019 年年底，我国医疗卫生机构总数达 1007579 个。其中，医院 34354 个，基层医疗卫生机构 954390 个，专业公共卫生机构 15958 个，其他医疗卫生机构 2877 个。医院中，公立医院 11930 个，民营医院 22424 个。医院按等级分：三级医院 2749 个（其中三级甲等医院 1516 个），二级医院 9687 个，一级医院 11264 个，未定级医院 10654 个。基层医疗卫生机构中，社区卫生服务中心（站）35013 个，乡镇卫生院 36112 个，诊所和医务室 266659 个，村卫生室 616094 个，其他 512 个。

受 WHO 委托，孟庆跃等在 2015 年对中国内地卫生体系开展研究，从组织与治理、卫生筹资、卫生资源、卫生服务提供、卫生改革及卫生评估 6 个方面进行了总结与阐述。[①] 雷晶在 2021 年发表的《十八大以来党中央构建公共卫生体系研究》[②]、王俊和王雪瑶在 2021 年发表的《中国整合型医疗卫生服务体系研究：政策演变与理论机制》[③]也对中国医疗卫生体系变革及推进作

---

① 孟庆跃等：《转型中的中国卫生体系》，《世界卫生组织亚太卫生体系与政策观察》2015 年第 7 期。

② 雷晶：《十八大以来党中央构建公共卫生体系研究》，硕士学位论文，桂林理工大学，2021 年。

③ 王俊、王雪瑶：《中国整合型医疗卫生服务体系研究：政策演变与理论机制》，《公共管理学报》2021 年第 3 期。

了研究与探讨。

1. 中国内地医疗卫生体系组织与治理

中国内地卫生体系主要由卫生筹资体系、卫生服务提供体系和卫生监管体系等构成。内地卫生法律分为卫生机构法律制度、卫生职业法律制度、公共卫生法律制度和卫生服务法律制度。新中国成立以来，医疗卫生服务体系经历了不同的发展阶段，最终形成了目前的卫生体系。内地卫生行政组织体系分为四级，从中央到地方主要为国家卫生健康委、省（自治区、直辖市）卫生健康委、地市卫生健康委和县卫生健康局。中国卫生体系无论是在立法还是在行政决策等方面，中央政府都发挥着重要的主导作用。中国内地在多部门合作促进健康方面有着较长的历史传统，"爱国卫生运动""初级卫生保健""社区卫生服务"是典型的代表。

2. 中国内地医疗卫生体系的筹资

随着改革开放、市场经济快速发展及医疗技术进步，卫生行业高速发展，卫生费用也随之增长。20 世纪八九十年代，由于医疗保险体系尚未健全，基本医疗保险覆盖率低，从而造成卫生总费用中个人负担费用的比例较高。近年来，通过加大政府投入力度，建立基本医疗保险，降低患者个人现金支付水平，改善卫生服务可及性和公平性，个人支付占卫生总费用比例显著下降。

内地覆盖城乡居民的基本医疗保险制度已基本建成。城镇就业人口强制参加城镇职工基本医疗保险，由用人单位和职工共同缴纳保费，覆盖门诊、住院服务；城镇非就业居民自愿参加城镇居民医疗保险，由政府和居民共同筹资；农村居民以家庭为单位自愿参加新型农村合作医疗，由政府和居民共同筹资。此外，无力参加基本医疗保险以及参加后个人无力承担个人现金支付的城乡贫困人口由城乡医疗救助体系提供资助。免费向全体居民提供基本公共卫生服务。公共卫生服务筹资、专业公共卫生服务机构的人员经费、发展建设和业务经费全额纳入政府预算，并对公立医院承担的公共卫生任务给予专项补助。

3. 中国内地医疗卫生服务的提供

内地已经建立了较为完善的卫生服务提供体系，能够提供包括传染病防治、急救医疗、门诊和住院服务和特殊照顾在内的医疗卫生服务。内地的医疗机构主要包括医院、基层医疗卫生机构和专业公共卫生机构。医院数量保持持续增长的趋势，卫生技术人员和医院床位数持续增长。基层医疗卫生机构的设备配置逐步得到改善，医院管理信息系统、临床信息系统及区域卫生信息化系统快速发展。疾病预防控制中心、卫生监督机构、妇幼保健机构、社区卫生服务中心（站）、乡镇卫生院和村卫生室等机构为城乡居民提供传染病防控、慢性病防治、健康教育、食品安全监测和监督、劳动场所卫生监测，突发公共卫生事件处理、妇女儿童保健等公共卫生服务。社区卫生服务中心（站）、乡镇卫生院和村卫生室作为基层医疗卫生机构，负责为辖区居民提供基本医疗服务，同时承担基本公共卫生服务提供。二 / 三级综合医院主要提供门诊和住院医疗服务。精神疾病、口腔疾病等医疗服务可以在专科医院获得。每个市、县建设至少一家中医医院，大部分综合性医疗机构和基层医疗卫生机构设有中医科，提供中医服务。

4. 中国内地医疗卫生体系的改革

内地卫生改革分为两个阶段，即 20 世纪 80 年代初开始的卫生改革初步探索阶段和 2009 年以来卫生改革不断深化阶段。1949—1979 年在经济发展水平较为落后、卫生资源相对匮乏的情况下，建立起了基本的卫生体系，通过加强基层卫生组织建设、重视预防和开展大规模群众卫生运动，以及建立起低水平广覆盖的城乡基本医疗保险制度，迅速改善了人民健康水平。在中国卫生改革初步探索阶段，主要是适应社会主义市场经济体制的建立，逐步认识卫生事业发展的规律，改革的核心内容包括卫生机构管理体制、运行机制、补偿机制、医疗保障制度建设等。在卫生经济政策改革方面，加大了价格收费和药品加成的补偿力度。2009 年 3 月，中共中央、国务院发布《关于深化医药卫生体制改革的意见》，其基本目标是到 2020 年，建立起覆盖城乡居民的基本医疗卫生制度；其基本任务是建立起比较完善的公共卫生服务体系和医疗服务体系、比较健全的医疗保障体系和比较规范的药品供应保障体系；实现上述目标和完成改革任务主要通过卫生人力资源建设，卫生筹资改革、医疗卫生机构管理体制和运行机制改革等八项策略和政策。

5. 中国内地医疗卫生体系的总体评价

内地自2009年医药卫生体制改革实施以来，在建立全民医保体系、建设基本公共卫生服务均等化制度、提升基层卫生机构能力和改革基本药物制度等方面取得了显著进展，为继续深化改革、实现医改目标奠定了坚实的基础。同时，由于卫生事业发展与改革的复杂性和系统性，也面临着许多挑战，需要长期坚持和发展。中国未来医改主要方向和内容包括：基本医疗保险制度整合和完善；统筹推进医疗保障、医疗服务、公共卫生、药品供应、监管体制综合改革；深化基层医疗卫生机构综合改革，整合医疗卫生服务体系；完善分级诊疗制度；推进公立医院高质量发展；加强基层卫生人才与基础设施建设；鼓励社会办医。

（二）澳门医疗卫生体系对内地的启示

快速老龄化以及慢性非传染性疾病（慢病）负担加重也是内地医疗卫生体系面临的新的重大挑战。死亡率和生育率的下降导致快速的老龄化，社会经济转型促进了城镇化也改变了生活方式，肥胖、久坐不动、压力、吸烟、酒精及其他物质的滥用、污染等风险因素随之显现。慢病已经成为中国的头号健康威胁，在每年1030万例死亡中慢病占了80%以上。中国的慢病死亡人数中60岁以下过早死亡的人占了20%，而日本为10%，美国为15%。50%以上的慢病负担中发生在经济活跃人口（15—64岁），这可能会对劳动力供给产生负面影响，并降低人力资本的质量。《"健康中国2030"规划纲要》明确提出要促进"以治病为中心"向"以人民健康为中心"转变。健康是人民最关心、最现实、最直接、最基本的诉求，提供全方位全生命周期的健康服务是医疗卫生体系持续发展的宗旨和方向。世界银行、WHO等在2016年发布的《深化中国医药卫生体制改革，建设基于价值的优质服务提供体系》

提出了中国的卫生服务体系需要建立以强大的基层卫生服务为基础，以人为本和注重质量的一体化服务提供体系转型。

1.注重医疗卫生服务体系的区域一体化发展

医疗卫生体系的公平、效率和可及性是卫生服务体系评价的关键性指标。为了改善医疗卫生体系的整体绩效，当前诸多国家的卫生服务体系都呈现出一种趋势，即从传统的分层分类服务向整合式服务转变。澳门是一体化卫生服务体系的代表，特区政府主导，在政策及财政的支持下，卫生局统筹公共卫生服务、初级卫生保健、专科医疗服务和医疗保障，系统整体的公平、效率和可及性处于地区领先水平。特别是初级卫生保健作为接触病人的前沿阵地得到了足够的关注和重视，畅通的转诊渠道也保证了病人的就诊效率。内地在初级卫生保健与公立医院协同的分级诊疗体系构建方面，借鉴澳门经验，宏观上统筹政府职能与供需方资源，建立区域特别是县域内一体化发展的卫生管理与服务系统，解决医疗服务体系碎片化、结构与布局不合理、基层服务能力低下等问题，盘活医疗资源，推进服务的整合性、同质化发展，从而实现"医疗、医药、医保"联动、医防融合、平战结合与体系协同的高效率医疗卫生服务。

2.强化基层卫生投入与服务能力建设

澳门特区政府在其《2019年财政年度施政报告》中重申"妥善医疗，预防优先"的承诺，以"改善市民健康、建设健康城市"为目标。澳门特区达到世界级水平的人口健康指标，除了较为发达的经济基础外，持续提升基层卫生机构的服务能力和服务质量至关重要。在基层卫生设施方面，政府于每个5万—7万人口、或在15—20分钟步程范围的小区内，设立一所卫生中心。澳门以全科医生为主的卫生中心作为卫生服务"守门人"，发挥了十分重要的作用；2019年澳门医生人数为1808人，其中初级卫生保健医生占51.1%，初级卫生保健场所提供的门诊服务占比为68.5%。值得注意的是，特区政府基层卫生服务机构从业人员与专科医院的从业人员收入上差距并不明显，职业晋升方面也同等对待。基层医疗卫生服务是实现医疗卫生体系主要功能的基石，没有强有力的基层服务体系就不可能提供质优价廉、以人为本的服务，基层缺乏合格的医务人员，也将削弱卫生系统发挥疾病预防、早诊断、早治疗、服务一体化和"守门人"等核心能力。内地基层卫生服务能力仍须不断健全，已经采取城市优质医疗资源下沉、区域医联体、县域医共体等改革举措，然而许多病人就诊的第一选择仍然是城市大型公立医院，初级卫生保健系统的医疗服务能力与公共卫生服务效率亟待加强，解决城乡、中西部及边远地区卫生事业发展不平衡不充分问题还任重道远。内地需要将当前以医院为中心、注重服务数量的服务体系向一个在各个层级提供高质量、可负担的医疗卫生服务体系发展，以满足人民群众对医疗卫生服务的需求和期望。澳门的经验启示，重视基层医疗和初级卫生保健持续投入，改善基层医务人员薪酬待遇、保障水平与职业发展，系统加强基层医疗卫生体系与服务能力建设，建立合理的转诊制度，以及与费用支付方式紧密衔接的分级诊疗体系，激励社会与个人参与健康促进，合理减少医疗服务的使用，是构建公平、可及、高效的医疗卫生体系的关键与基础。

3. 探索政府主导与社会参与的卫生服务模式

从澳门医疗卫生体系的运作模式来看，政府承担了主要筹资责任和医疗服务的直接供给。在医疗卫生服务领域，特别是在初级卫生保健服务方面，社会力量的广泛参与，市场机制和政府职能可以很好地发挥协同作用，解决公共医疗资源不足和服务效率问题。澳门的经验对内地研究制定卫生政策、促进资源合理配置提供了借鉴。一是明确政府责任，加强政府卫生治理。澳门特区政府在卫生筹资方面处于主导地位，政府财政投入到位，受惠于澳门特区卫生法制化程度较高，政府对医疗卫生领域的制度安排和监督管理也较为系统，这是实现公私协同的前提。二是发挥市场作用，支持社会办医。澳门特区市场活力高，在政府的有效监管下，澳门药品购销采用市场化经营，初级卫生保健服务中，700 余家各类私营诊所是基层医疗的主要组成部分。目前内地基层医疗卫生体系仍须加强，社会与私人力量的参与值得重视，可以学习澳门基层医疗经验，在做好监管的同时，通过购买服务与发放医疗券等方式，支持和培育社会力量参与基层卫生保健服务，提高医疗资源的配置效率。内地出台了诸多政策鼓励社会力量参与办医，但还需要让社会办医真正融入国家卫生服务体系，鼓励它们提供优质医疗服务，在公立机构比较薄弱以及市场力量主导的领域有效发挥作用，进而改善人民群众生活和健康水平。政府要明确社会办医在实现国家卫生体系发展目标过程中的作用，健全相应法规使民营机构提供的服务与社会总体目标相一致，为公立、民营医疗机构创造公平的发展环境，积极构建中国特色、世界一流的一体化整合型医疗卫生体系。

4. 完善医疗卫生服务体系的监管与评价

公立医疗机构在保障医疗卫生服务体系的公平性和可及性方面发挥着基础性作用，私立医疗机构在不同制度国家和地区的发展程度、发挥作用存在差异，政府对医疗卫生服务体系有效监管是实现卫生高效治理的基础。国际上政府对公立医院的监管方式从直接逐步转向间接、从单一逐步转变为利益相关者多方参与，如卫生行政部门、医疗保险组织、患者、社区人群、行业组织、全科与专科医生等，实施共同监管。主要的监管措施包括：政府官员、相关专业人士参与的医院理事会／董事会、监事会；医疗保险部门通过与医疗机构订立合约，明晰监管内容和条款；政府制定法律、法规，对医疗机构实施监管；等等。澳门医疗卫生服务供给是以税收为筹资主要来源的混合型医疗卫生服务体系，其中既包括隶属澳门特区政府卫生局的公立医疗机构，也包括非政府所属的私立医疗系统，在私立医疗系统中又包括非营利机构和营利机构。澳门医疗卫生体系结构清晰、功能全面，是政府主导、公私合营医疗卫生模式的典型，公私营医疗机构的运行机制和组织架构上均存在显著差异，其运行效率、反应性和服务能力也各有不同，特区政府通过有效的监管、科学的评价实现了卫生体系的高效治理。中国内地的医疗卫生服务提供体系逐渐从单一变为混合性体制。社会办医正处在一个重要时期，政府需要建立有效的监管、评价和补偿机制，加快民营医疗机构向高质量服务供方发展的步伐，激励包括公立和民营机构在内的所有医疗卫生服务供方提供符合医学规律和公众利益的服务。

5.优化公立医院治理体系与治理能力

在许多国家，政府举办的公立医院中，一些大型公立医院（如综合医院、教学医院等）在解决人群的重大疾病问题，培养一流医学人才，从事前沿领域的医学科学研究，承担其他社会服务职能和社会责任方面发挥着不可替代的作用。澳门与国际上对公立医院有效治理的做法，为优化我国公立医院治理体系与治理能力，推动高质量发展提供了思路。

（1）转变政府职能，是优化公立医院治理的前提

政府职能的转变，是政府治理体系和治理能力现代化的必然要求。优化公立医院治理前提，是合理界定政府作为公立医院出资人的举办监管职能和公立医院作为公共服务机构的管理运营责权，同时强化政府的卫生规划、卫生筹资与卫生法治职能，为内地公立医院优化治理提供良好环境和基础。此外，建立符合新时代高质量发展趋势的现代医疗卫生体系，也是公立医院外部治理的重要组成与影响要素。

（2）探索法人治理，是优化公立医院治理的途径

公立医院法人治理是规范行业管理，提高内地医院管理规范化、专业化、国际化水平，改善公共资源公平性与可及性的有效路径。建立公立医院决策、执行、监督相互协调、相互制衡、相互促进的治理机制，尤其是建立外部监督与内部监督协同，监督主体、内容、方式以及机制明晰的公立医院监督体系，是优化公立医院治理的着力点。同时，实现对各级各类医疗卫生服务机构的科学有效监管，也是推进中国医疗卫生体系建设的重要课题。

（3）实现优质高效，是优化公立医院治理的目标

无论是中国澳门的卫生局和香港的医院管理局、英国的托拉斯组织、新加坡的医院管理集团，还是美国的医院管理公司，优化公立医院治理的方式和手段，都是在不同的卫生体制下产生的。中国内地公立医院是医疗卫生体系的主体，也是提供基础医疗卫生与专科服务的主要场所，在混合型医疗卫生服务模式下，完善公立医院治理的最终目标还是提升医疗卫生体系整体发

展水平，改善医疗服务质量与患者安全，提升服务效率和竞争力，实现社会效益与运行效率的有机统一，推动中国特色医疗卫生体系可持续发展，为健康中国建设贡献力量。

附　录　澳门医疗卫生体系相关法律

第 122/84/M 号法令，订定购置物业及获取服务之工程费支出规则——撤销九月四日第 46/82/M 号及二月十一日第 5/84/M 号法令

第 7/85/M 号法令，调整有关遗骸的搬离、移动、土葬、火葬及焚化之法医条件——并撤销民事登记法第 227 至 233 条条文

第 21/85/M 号训令，核准产期死亡证及死亡证表格格式

第 24/86/M 号法令，订定澳门居民取得卫生护理规则

第 68/89/M 号法令，修改三月十五日第 24/86/M 号法令第三条及第八条条文（免费卫生护理）事宜

第 87/89/M 号法令，核准澳门公职人员章程 – 若干撤销

第 34/90/M 号法令，关于订定在外地接受卫生护理所引致费用支付之条件事宜

第 58/90/M 号法令，关于管制药剂师执业及药剂活动——撤销五月二日第 229/70 号国令及二月一日第 7/86/M 号法令第五章

第 59/90/M 号法令，管制药物登记

第 84/90/M 号法令，管制私人提供卫生护理活动的准照事宜

第 36/2021 号行政法规，修改十月十五日第 81/99/M 号法令重组澳门卫生司之组织结构及撤销卫生委员会

第 53/94/M 号法令，核准为从事中医药品之配制及贸易之场所发出准照之制度及运作条件

第 30/95/M 号法令，订定药品广告方面之法律制度——废止九月十九日

第 58/90/M 号法令第七十六条第九十六条

第 4/96/M 号法律，对以教学及研究为目的之尸体解剖，以及器官、组织或部分之摘取作出规范

第 9/99/M 号法令，调整三月十五日第 24/86/M 号法令附件之医疗及医务辅助之行为及服务表

第 22/99/M 号法令，设立对设有住院部及手术后复苏室之私人卫生单位发出执照及监察之新制度

第 31/99/M 号法令，核准《精神卫生制度》

第 34/99/M 号法令，规范麻醉品及精神科物质之买卖及合法使用

第 100/99/M 号法令，重新编排进行法医鉴定之系统

第 111/99/M 号法令，设立在生物学及医学应用方面保障人权及人类尊严之法律制度

第 69/2001 号行政长官批示，在三月十五日第 8/99/M 号法令的附件二中增设一个专科培训专业范围

第 185/2002 号行政长官批示，许可签订"澳门理工学院地段之综合体育馆及新厦"工程的合同

第 21/2003 号行政法规，修改规范从事药物专业及药物活动的九月十九日第 58/90/M 号法令

第 2/2004 号法律，传染病防治法

第 15/2008 号行政法规，《传染病强制申报机制》，建立传染病强制申报机制，并规定相应的行政处罚

第 5/2022 号行政法规，规范防疫接种制度

第 83/2008 号行政长官批示，订定东望洋灯塔周边区域兴建的楼宇容许的最高海拔高度

第 18/2009 号法律，护士职程制度

第 6/2010 号法律，药剂师及高级卫生技术员职程制度

第 7/2010 号法律，诊疗技术员职程制度

第 8/2010 号法律，卫生督察职程制度

第 9/2010 号法律，卫生助理员职程制度

第 10/2010 号法律，医生职程制度

第 11/2010 号法律，医务行政人员职程制度

第 39/2018 号行政长官批示，重新公布经第 9/2017 号法律修改的第 5/2011 号法律《预防及控制吸烟制度》全文

第 34/2011 号行政法规，修改卫生局的组织及运作

第 37/2011 号行政法规，核准《预防及控制吸烟制度》所定标志及告示的式样

第 58/2011 号行政命令，卫生局的人员编制

第 16/2012 号行政法规，核准《预防及控制吸烟制度》所定标签的式样

第 296/2012 号行政长官批示，核准关于娱乐场吸烟区应遵要求的规范（注：第 281/2018 号行政长官批示废止）

第 72/2014 号行政长官批示，修改三月十五日第 8/99/M 号法令附件二专科培训各专科范围的界定及各项实习的时间

第 141/2014 号行政长官批示，修订《关于娱乐场吸烟区应遵要求的规范》的第三条、第四条及第六条（注：第 281/2018 号行政长官批示废止）

第 1/2016 号法律，修改第 2/2004 号法律《传染病防治法》附件的传染病表

第 4/2016 号行政法规，修改第 15/2008 号行政法规《传染病强制申报机制》附件

第 5/2016 号法律，医疗事故法律制度

第 3/2017 号行政法规，医疗事故鉴定委员会

第 4/2017 号行政法规，医疗争议调解中心

第 5/2017 号行政法规，医疗服务提供者职业民事责任强制保险

第 9/2017 号法律，修改第 5/2011 号法律《预防及控制吸烟制度》

第 12/SS/2017 号批示，关于使用医学辅助生殖技术的指引

第 458/2017 号行政长官批示，核准《澳门特别行政区防疫接种计划》

第 6/2018 号行政法规，二零一八年度医疗补贴计划

第 18/2020 号法律，医疗人员专业资格及执业注册制度

第 11/2021 号法律，中药药事活动及中成药注册法

参考文献

Lucy Gilson,"Introduction to Health Policy and Systems Research",《中国卫生政策研究》2013 年第 6 期。

白琦瑶:《中国医疗旅游目的地评价指标体系研究》,硕士学位论文,北京中医药大学,2018 年。

白雅诗、曹晋:《医生、理发手术匠与保教权在华利益——耶稣会士卢依道与高竹在清朝的宫廷》,《清史研究》2017 年第 3 期。

毕经纬:《澳门特区医疗责任强制保险探索》,《中国卫生经济》2022 年第 6 期。

蔡秋茂:《粤港澳大湾区:共建共享谋发展》,《中国卫生》2019 年第 9 期。

蔡仁华:《新加坡医疗保障制度述评》,《卫生经济研究》1994 年第 10 期。

常峰等:《我国港澳地区医疗券制度及其对内地的启示》,《中国卫生政策研究》2015 年第 3 期。

陈池、张仁寿:《把横琴新区打造成推动粤港澳大湾区发展的新高地》,《广东经济》2022 年第 2 期。

陈广汉等:《定居内地的澳门长者对医疗援助服务需求研究》,《中山大学学报(社会科学版)》2013 年第 6 期。

陈建新等:《澳门社会保障体系建设的成就分析》,《南京邮电大学学报(社会科学版)》2019 年第 5 期。

陈建新等:《从新公共管理的效率与效益看医疗改革》,《公共管理与政策评论》2014 年第 2 期。

陈静等:《不同医保支付方式对 2 型糖尿病患者血糖行为结局的影响》,《中国全科医学》2019 年第 22 期。

陈沁：《粤港澳大湾区构建中的养老保障政策协调研究》，硕士学位论文，广州大学，2019 年。

陈天红：《粤港澳大湾区社会保障合作治理困境及对策研究》，《岭南学刊》2022 年第 3 期。

陈天红：《粤港澳大湾区养老服务合作治理研究》，《社会福利（理论版）》2022 年第 3 期。

程智涛等：《多维度多层次推进医疗保障应保尽保的珠海实践》，《中国医疗保险》2021 年第 1 期。

程梓瑶：《完善我国农村三级医疗卫生服务体系研究》，硕士学位论文，安徽财经大学，2017 年。

代佳欣：《西方医疗卫生服务可及性研究：分析框架及比较》，《天津行政学院学报》2020 年第 6 期。

傅桂娥等：《医疗视角下粤港澳大湾区典型城市的新冠肺炎（COVID–19）疫情防控力量比较研究》，《中国生物工程杂志》2021 年第 12 期。

龚向光、胡善联：《德国医院体制改革》，《卫生经济研究》2002 年第 7 期。

龚向光、胡善联：《英国医院体制改革》，《卫生经济研究》2002 年第 3 期。

古勤等：《澳门、香港和广州老年人就医状况调查》，《护理研究》2020 年第 8 期。

谷佳伟等：《新旧动能转换下县域医共体建设问题与发展策略研究》，《中国医院管理》2020 年第 1 期。

郭苏瑶、刘树奎：《基于泰尔指数和集聚度分析的粤港澳大湾区卫生资源配置现状及优化策略》，《广州医科大学学报》2022 年第 2 期。

《全国医疗卫生服务体系规划纲要（2015—2020 年）》（国办发〔2015〕14 号）。

健康中国行动推进委员会：《健康中国行动（2019—2030 年）》，2019 年 7 月 9 日，见 http://www.nhc.gov.cn/guihuaxxs/s3585u/201907/e9275fb95d5b4295be8308415d4cd1b2.shtml。

国务院发展研究中心课题组：《中国医疗改革的评价与建议》，《经济管理文摘》

2005 年第 16 期。

何光秀、汤少梁:《分级诊疗背景下县域医疗共同体建设中的利益相关者博弈研究》,《中国全科医学》2020 年第 13 期。

胡成:《晚清"西医东渐"与华人当地社会的推动》,《史林》2012 年第 4 期。

贾贡献等:《高血压患者吸烟状况与心血管危险分层的关系》,《中华高血压杂志》2013 年第 21 期。

雷晶:《十八大以来党中央构建公共卫生体系研究》,硕士学位论文,桂林理工大学,2021 年。

李伯阳、张亮:《断裂与重塑:建立整合型医疗服务体系》,《中国卫生经济》2012 年第 7 期。

李丹、高芳:《促进粤澳深度融合发展的思考——以横琴自贸试验区为例》,《中国经贸导刊》2019 年第 11 期。

李丹、康诗涵:《粤港澳大湾区养老服务协同发展保障制度研究》,《廊坊师范学院学报(社会科学版)》2020 年第 33 期。

李丹、赵春哲:《"一国两制"背景下珠海打造融合发展新都市的路径选择》,《中国经贸导刊》2021 年第 20 期。

李丹:《进一步扩大对港澳服务贸易开放的思路与对策——以横琴自贸试验区为例》,《中国经贸导刊》2019 年第 15 期。

李杰等:《基层医疗卫生机构应急能力建设评估体系研究进展》,《中国医药导刊》2021 年第 7 期。

李倩:《国际视野下江苏省医疗卫生服务体系及其分级诊疗制度研究》,硕士学位论文,南京中医药大学,2020 年。

李素珍、何林潮:《英国国家卫生服务制度九十年代改革回顾》,《国外医学(卫生经济分册)》2000 年第 1 期。

李文敏等:《基于知识图谱分析的国内外整合型医疗卫生服务体系研究》,《中国医疗管理科学》2022 年第 4 期。

李展润:《澳门健康保障制度现状及挑战与展望:基于全民健康覆盖视角》,《中华医院管理》2019 年第 11 期。

林爱贞、孟丽荣：《澳门社区专科护士培训的发展及反思》，《中华护理教育》2014 年第 3 期。

林德钦等：《人口扩张是否降低人均医疗基本公共服务水平——以澳门为例》，《吉林工商学院学报》2018 年第 2 期。

林位强：《澳门医疗制度改革刍议——医疗损害评估鉴定机制与医疗责任保险制度之选择》，《东南学术》2014 年第 3 期。

刘雷：《健康中国 2030：发展目标和指标体系研究》，《科学与现代化》2017 年第 2 期。

刘明、殷磊：《澳门护理教学中的质量与安全教育》，《中国护理管理》2015 年第 8 期。

刘仲贤：《澳门医疗筹资的解决之道探索》，《中国医药科学》2016 年第 16 期。

刘祖云、钱红丽：《澳门社会和谐状况测评及其对策探讨》，《中南民族大学学报（人文社会科学版）》2017 年第 2 期。

刘祖云等：《2014 年澳门社会研究回顾》，《当代港澳研究》2015 年第 3 期。

娄胜华：《澳门科技社团：发展历程与功能特征》，《科技导报》2019 年第 23 期。

马志爽等：《美国医疗服务供给模式对我国的启示》，《中国药物经济学》2018 年第 5 期。

麦艳娟等：《澳门医护人员职场暴力相关因素研究》，《中华护理杂志》2015 年第 12 期。

毛圣昌、夏宗明：《德国社会医疗保险改革趋势》，《国外医学（卫生经济分册）》2002 年第 3 期。

孟庆跃等：《转型中的中国卫生体系》，《世界卫生组织亚太卫生体系与政策观察》2015 年第 7 期。

莫海晖：《多措并举推进横琴粤澳深度合作区大健康产业发展》，《珠海特区报》2021 年第 9 期。

饶克勤、陈育德：《关于制订卫生资源配置标准的几点建议》，《中国卫生经济》

1999 年第 3 期。

世界卫生组织:《高血压全球概要》,2013 年 2 月。

世界银行、世界卫生组织:《深化中国医药卫生体制改革,建设基于价值的优质服务提供体系》,2019 年 10 月。

宋燕、卞鹰:《澳门回归 20 年卫生服务体系及公私合作伙伴关系发展》,《卫生经济研究》2020 年第 37 期。

宋燕、卞鹰:《公私合营模式在医疗领域中应用的探讨——以镜湖医院在澳门的发展为例》,《医学与哲学》2012 年第 33 期。

苏炜杰:《粤港澳大湾区养老服务业协同发展研究》,《港澳研究》2021 年第 1 期。

谭相东、张俊华:《美国医疗卫生发展改革新趋势及其启示》,《中国卫生经济》2015 年第 11 期。

汤晓莉:《英国国家卫生服务制度的起源及几次重大改革》,《中国卫生资源》2001 年第 6 期。

汪澍、黄伟乐:《粤港澳大湾区高层次人才市场化引进研究》,《现代商业》2020 年第 33 期。

王帆:《全力服务合作区建设珠澳共享健康湾区成果》,《珠海特区报》2021 年第 10 期。

王俊、王雪瑶:《中国整合型医疗卫生服务体系研究:政策演变与理论机制》,《公共管理学报》2021 年第 3 期。

王丽娅:《粤港澳三地社会保障制度的比较研究》,《国际经贸探索》2010 年第 6 期。

王陇德:《中国卫生体制改革》,《CPA 中国行政管理》2004 年第 8 期。

王小波:《在服务大湾区建设中实现保险业高质量发展》,《中国银行保险报》2021 年第 12 期。

王欣、孟庆跃:《国内外卫生服务整合案例的整合策略比较》,《中国卫生经济》2016 年第 6 期。

王震等:《澳门的医疗卫生制度与改革趋势》,《中国医疗保险》2016 年第 2 期。

王震等：《澳门医改难题也很多》，《中国卫生》2016 年第 7 期。

韦祖松：《横琴加快打造粤港澳深度合作示范区的实践与思考》，《广东经济》2019 年第 4 期。

魏莉莉：《中国西部农村卫生室服务质量评价理论体系研究》，硕士学位论文，兰州大学，2018 年。

徐璐：《澳门医疗保障制度研究》，硕士学位论文，复旦大学，2008 年。

徐伟等：《我国澳门地区医疗服务价格管理机制研究》，《中国药房》2016 年第 4 期。

严强、吴婧：《澳门特区养老保险政策及公众满意度研究》，《江苏行政学院学报》2012 年第 5 期。

姚东宁等：《澳门特别行政区药品及医疗器械监管的发展与展望》，《中国食品药品监管》2021 年第 12 期。

尹红燕等：《安徽省医共体模式的探索和实践》，《中国卫生政策研究》2017 年第 7 期。

于海宁：《"一带一路"国家中医药健康服务投资环境评价指标体系研究》，硕士学位论文，北京中医药大学，2019 年。

袁波英等：《县域医共体建设对县级公立医院运行的影响——以浙江省为例》，《中国医院管理》2020 年第 2 期。

张光南等：《澳门回归十年综合生活素质研究》，《广东社会科学》2010 年第 2 期。

张静华等：《澳门医疗补贴计划对居民健康的影响：以循环系统疾病死亡率为例》，《南方医科大学学报》2014 年第 8 期。

张君隆等：《珠海、澳门和纽约社区药房医学服务的对比研究》，《中国医药导报》2012 年第 27 期。

张平：《县域医共体建设的浙江承载》，《卫生经济研究》2018 年第 12 期。

张天齐等：《澳门回归 20 年老龄健康服务策略分析》，《卫生经济研究》2020 年第 1 期。

张映竹：《专家学者赋能粤港澳大湾区智慧医疗建设》，《珠海特区报》2021 年第 11 期。

张瑜：《城市社区养老服务存在的问题及对策研究》，硕士学位论文，湖南大学，2010 年。

张中鹏、李超：《突发公共卫生事件下的韧性城市建设——以近现代澳门为例》，《贵州社会科学》2021 年第 1 期。

郑英等：《安徽省天长市和福建省尤溪县县域医联体建设研究》，《中国卫生政策研究》2019 年第 5 期。

《中共中央、国务院关于深化医疗保障制度改革的意见》（中发〔2020〕5 号）。

《"健康中国 2030"规划纲要》，2016 年 10 月 25 日，见 http://www.gov.cn/zhengce/2016–10/25/content_5124174.htm。

《中共中央、国务院印发〈横琴粤澳深度合作区建设总体方案〉》，《中国产经》2021 年第 17 期。

周龙颖珍等：《澳门地区护理人力资源现况及预测研究》，《中国卫生人才》2017 年第 10 期。

周云：《从国外医疗保障制度看市场与政府的作用》，《国外医学（卫生经济分册）》2003 年第 4 期。

朱锦：《新时代背景下公立医院绩效评价指标体系的构建研究》，硕士学位论文，南京医科大学，2019 年。

后 记

2021 年 3 月的一个傍晚，在中央人民政府驻澳门特别行政区联络办公室宣文部综合处刘锐老师的陪同下，与同事李君、杨顺心一起来到期待已久的澳门特区卫生局黑沙环卫生中心参观，中心主任李平稳先生作了全面详尽的介绍。卫生中心是澳门卫生体系的基石，印象深刻的除了卫生中心整合式的初级卫生保健服务、以人为本完备的设施流程外，更难忘的是在参访过程中看到窗外小区公共绿地上老人和孩子们脸上洋溢的幸福。

曾经的基层卫生工作经历，让人深感一个好的卫生体系，对一方居民幸福生活的重要价值。卫生服务传递的远远不止是知识、技术与方法，信念、信任、信心以及善良都是医学不可或缺的。

卫生体系的组成要素是多样性的。然而，资源与需求始终是问题的核心，如何促进居民健康、减少对医疗资源的不合理使用并不断推动医学的进步，是需要系统思考的。居民、卫生人员及来自卫生体系基层管理者的意见，应当得到足够重视。无论是卫生体系服务的提供、自身的持续发展，还是与之相关的其他社会系统，越来越紧密的关联并成为一个整体。系统思考已经是解决卫生体系问题、找到发展路径的基本方法。

中国澳门居民总体健康水平位居世界前列，得益于良好的公共卫生和社会保障体系。由于澳门经济结构相对单一，地域空间和人口规模等因素限制了专科医疗发展，导致医疗卫生体系应对重大公共卫生问题方面的脆弱性。在我国全面建设社会主义现代化强国进程中，发展澳门健康产业，提高澳门居民健康福祉，是推动"一国两制"在医疗卫生领域全新实践的时代要求。

　　2020 年 10 月，国家卫生健康委员会与澳门特别行政区政府签署《关于开展优化医疗服务的合作备忘录》，提出通过"优化离岛医院医疗服务模式"研究与项目落地，发展澳门医疗健康产业。2021 年 12 月国家卫生健康委员会与澳门特别行政区政府签署了《关于北京协和医院澳门医学中心项目的合作备忘录》。本书以澳门离岛医院项目为背景，系统研究了澳门特区医疗卫生服务体系，总结了体系研究和工作实践的成果。

　　医学的发展，医生的成长，都需要不同领域各个层面的交流。澳门特区地域与人口有限，提高医疗技术，开展医学研究，培养医学人才，须致力于医学交流的拓展，让医生、医院、社团、大学以及研究机构成为交流互鉴的窗口，使东西方文明在"莲花宝地"交融、共享、重生。也期待以这个研究为起点，促进中国内地、中国澳门与世界各国在卫生体系研究领域更多的交流与碰撞。

　　本书的研究得到了诸多领导、专家的悉心指导与帮助，特别感谢人民出版社总编辑辛广伟先生的大力支持和指导，十分感谢人民出版社编辑曹春博士耐心细致勤勉的工作，也对同事、家人、良师、益友一并致谢。

　　本书对中国澳门医疗卫生体系的系统研究尚属首次，研究具有一定的局限性，本书只是阶段性的探索成果，缺憾和遗漏之处在所难免，敬请各位读者批评指正。

责任编辑：曹　春

封面设计：汪　莹

图书在版编目（CIP）数据

中国澳门医疗卫生体系研究／袁海鸿 著．—北京：人民出版社，2022.10

ISBN 978－7－01－025172－1

I.①中…　II.①袁…　III.①医疗保健制度－研究－澳门　IV.① R199.2

中国版本图书馆 CIP 数据核字（2022）第 189108 号

中国澳门医疗卫生体系研究

ZHONGGUO AOMEN YILIAO WEISHENG TIXI YANJIU

袁海鸿　著

人 民 出 版 社 出版发行

（100706　北京市东城区隆福寺街 99 号）

北京盛通印刷股份有限公司印刷　新华书店经销

2022 年 10 月第 1 版　2022 年 10 月北京第 1 次印刷

开本：710 毫米 ×1000 毫米 1/16　印张：14.5

字数：212 千字

ISBN 978－7－01－025172－1　定价：78.00 元

邮购地址 100706　北京市东城区隆福寺街 99 号

人民东方图书销售中心　电话（010）65250042　65289539